AF357464

TRAITÉ

DE PHARMACOLOGIE

(MATIÈRE MÉDICALE),

BASÉ

SUR LA THÉORIE DE BROWN,

SUIVI

D'UN NOUVEL ESSAI SUR L'ART

DE FORMULER ;

PAR J. F. CHORTET, Médecin,

Rédacteur du Journal de la vraie théorie médicale, et auteur de plusieurs ouvrages sur la doctrine de BROWN.

Mais sur toutes choses ce qui me plait en lui, et en quoi il suit mon exemple, c'est qu'il s'attache aveuglément aux opinions de nos Anciens, et que jamais il n'a voulu comprendre, ni écouter les raisons et les expériences des prétendues découvertes de notre siècle.

Moliere, *Malade imaginaire, acte II, scène VI.*
Diafoirus en parlant de son fils Thomas Diafoirus.

A LUXEMBOURG,
DE L'IMPRIMERIE DE C. LAMORT.

SE TROUVE à Paris, chez *Levrault*, rue de Seine, hôtel de la Rochefoucault, et à Strasbourg ; chez *Méquignon* l'aîné, rue de l'Ecole de Médecine, n°. 3 ; et chez *Allut*, rue de la Harpe, n°. 93, Collège Bayeux.

1806.

MONSEIGNEUR,

PERMETTEZ que j'aie l'honneur de faire hommage à VOTRE EXCELLENCE de mon Manuel de pharmacologie, basé sur la nouvelle doctrine médicale de Brown. Quelqu'imparfait que soit cet ouvrage, j'ose cependant l'offrir à VOTRE EXCELLENCE comme le meilleur Traité que nous ayons dans l'Empire sur cette branche intéressante de la médecine pratique.

Je suis avec le plus profond respect,

MONSEIGNEUR,

DE VOTRE EXCELLENCE,

Le très-humble et très-obéissant serviteur,

CHORTET, Médecin.

$$E\ R\ R\ A\ T\ A.$$

Page, 1, ligne 5, basée, *lisez* basé.

Pag. 13, lig. 5, système cutané, *lisez* système cutanée.

Pag. 29, lig. 10, *lisez* stimulans positifs et négatifs.

Pag. 53, lig. 22, en incitation, *lisez* en incitant.

Pag. 56, lig. 2, aura un effet, *lisez* sera en effet.

Pag. 61, lig. 28, certains périodes, *lisez* certaines périodes.

Pag. 70, lig. 4, hypersthénique, *lisez* hypersthéniques.

Pag. 94, lig. 9, donné, *lisez* donnée.

Pag. 108, lig. 28, ca nelle, *lisez* cannelle.

Pag. 121, lig. 13, chutes de matrice, *lisez* chutes de la matrice.

Pag. 123, lig. 25, canelle, *lisez* cannelle.

Pag. 123, lig. 29, le céphalalgie, *lisez* la céphalalgie.

Pag. 134, lig. 29, dues à l'asthénie, *lisez* dus à l'asthénie.

Pag. 139, lig. 23, *lisez* beaucoup plus excitante et moins chère que l'eau de cannelle spiritueuse.

Pag. 158, lig. 11, et en augmentant, *lisez* et en augmenter.

Pag. 164, lig. 28, oleum terebenthinæ, *lisez* oleum terebinthinæ.

Pag. 172, lig. 8, asthénique, *lisez* asthéniques.

Pag. 204, lig. 19, avec le sirop, *lisez* le sirop.

Pag. 209, lig. 5, de le modifier, *lisez* de la modifier.

Pag. 219, lig. 14, et on verra, *lisez* on verra.

Pag. 223, lig. 8, les humeurs, *lisez* les tumeurs.

Pag. 235, lig. 30, sur-tout des organes digestifs, *lisez* sur-tout celle des organes digestifs.

Pag. 282, lig. 26, leur caractère, *lisez* son caractère asthénique.

Pag. 303, lig. 26, $\frac{1}{2}$ once, *lisez* 1 $\frac{1}{2}$ once.

Pag. 329, lig. 4, 16 décigrammes, *lisez* 6 décigrammes.

PRÉFACE.

À mesure que la nouvelle doctrine médicale fait des progrès dans l'Empire , et que le nombre de ses partisans s'accroît , les *Docteurs émético-laxatifs* redoublent de rage pour terrasser les amis de cette sublime théorie ; mais jusqu'ici leurs efforts ont été vains ; ils sont venus se briser en éclats contre quelques propositions isolées du système de Brown. Nous avons vu dans le 3ᵉ. tome du Recueil d'observations que MM. *Pinel, Pomme, Tourlet,* et l'incomparable docteur *Montègre* n'ont nullement compris les théorêmes qu'ils s'étaient attachés à réfuter, et je me flatte d'y avoir pulvérisé leurs futiles et ridicules objections.

Les adversaires de la théorie de l'incitation ne pouvant renverser les principes fondamentaux et inébranlables sur lesquels elle est posée, s'acharnent contre leur auteur, le peignent sous les couleurs les plus noires, le représentent comme un ivrogne, un débauché, &c., comme si la conduite privée ou publique d'un homme pouvait avoir quelque chose de commun avec ses talens et son génie. Il est probable que ces nains littéraires ont pris pour devise, *Faisons du bruit*, afin d'acquérir de la réputation ; nous y parviendrons en nous déclarant les adversaires d'une doctrine adoptée par les plus grands médecins, les premiers philosophes de l'Europe.

Le *très-savant*, *très-illustre*, et *très-expérimenté docteur Jouard*, connu avantageusement par beaucoup d'ouvrages qu'il a publiés, fournit une preuve convaincante de ce que j'avance ici. Il vient d'accoucher d'un ouvrage profondément pensé, qui lui assurera infailliblement une place distinguée parmi les plus fameux purgons du 19ᵉ. siècle (1). En parlant du système de Brown, M. Jouard s'exprime en ces termes (pag. 49 et suivantes) :

« Enfin arrive un fanatique vengeur,
» qui armé de toutes les arguties pyrhon-
» niennes, partie par indignation, partie

---

(1) *Des monstruosités et bizarreries de la nature par le docteur Jouard, attaché aux hospices civils de Paris, membre de plusieurs sociétés savantes, etc. 2. vol. in-8°. A Paris, chez Allut, rue de la Harpe, n°. 93.*

» pour faire secte à son tour, trouve l'oc-
» casion favorable, la saisit, sabre toutes
» les subtilités physiologiques, tous les
» échafaudages nosologiques, tous les
» appareils thérapeutiques; réduit toutes
» les fonctions de l'homme sain, tous les
» dérangemens de l'homme malade, au
» mécanisme d'une balance dont l'équi-
» libre ne peut être dérangé que par un
» changement en plus ou en moins dans
» un plateau ou dans l'autre, et peut à
» volonté être facilement et promptement
» rétabli par une addition du côté qui
» cède, ou une soustraction du côté qui
» emporte. Par cette simplicité il séduit
» les paresseux, éblouit et s'attache quel-
» qu'illustre sectateur, à qui son nom
» tout neuf encore, fait espérer la seconde
» place après lui; et par haine pour les
» trop savans, il prépare de nouveaux
» maux à la science, son heureux et trop
» criminel exemple ne pouvant manquer
» de faire bientôt un nouveau et peut-
» être plus grand coupable. Tel a été
» Brown, ce mince et obscur auteur d'un
» petit et inintelligible livre, qu'on peut à
» plus juste titre appeler un libelle diffa-
» matoire contre la médecine, qu'un

» nouveau système médical. Et cepen-
» dant c'est cet homme ignoré, et son
» opuscule plus ignoré encore, que ses
» ardens et indiscrets sectateurs veulent
» placer à côté de l'immortel Hippocrate
» et de ses écrits immortels ».

Ce passage prouve évidemment l'ignorance de M. Jouard, de ce souverain
pontife de la sale théorie gastrique ; il
prouve également, sa colère et sa rage
contre Brown et ses partisans. On a de
la peine à concevoir pourquoi ces docteurs, ces professeurs si fameux, si illustres, supposent toujours au médecin écossais des idées et des principes qui ne se
trouvent point dans les *Elémens de médecine;* n'est - il pas indigne d'un vrai savant, de tout homme de lettres estimable, d'avoir recours à des mensonges
grossiers pour combattre les opinions de
ses adversaires? Les défenseurs de l'ancienne doctrine prétendent que la vérité
est le but unique de leurs recherches, et
cependant chaque page, chaque ligne,
chaque mot de leurs ouvrages attestent
qu'ils ne sont tourmentés que de la soif
de la renommée, qu'ils s'efforcent d'ac-

quérir aux dépens de cette même vérité et de la réputation de leurs confrères.

D'après le célèbre *Docteur Jouard*, Brown considère les corps animés comme une machine mécanique ; ce qui est d'une fausseté manifeste , puisqu'il enseigne dans tout le cours de son livre , que les corps vivans sont distingués des êtres inanimés par la propriété qu'ils ont d'être affectés par les objets extérieurs, et de réagir sur cette impression , c'est-à-dire , de la modifier suivant les lois du principe vital. Brown et ses sectateurs ont victorieusement démontré dans leurs ouvrages, que toutes les puissances externes agissent sur les corps animés en stimulant , qu'elles augmentent ou diminuent l'énergie des fonctions vitales, que leur impression trop forte et trop subite produit un état maladif dû à un excès de force (*hypersthénie*), et que la diminution trop soudaine et trop considérable de ces mêmes puissances donne lieu aux maladies de faiblesse (*asthénie*) ; enfin ils ont prouvé jusqu'à l'évidence, que l'hypersthénie ne se guérit que par un emploi convenable des affaiblissans, et l'asthénie par celui des fortifians. Je défie *M. Jouard* de citer un

seul passage des élémens de médecine,
où il soit dit que l'on peut à volonté facilement et promptement rétablir l'équilibre rompu et guérir ainsi les asthénies
et les hypersthénies ; il faudrait avoir
perdu le sens et la raison pour avancer de pareilles absurdités ; elles ne peuvent être supposées que par un cerveau
timbré. J'ose donc prier *M. Jouard*, ce
digne, ce légitime successeur d'Hippocrate, de Galène, de Boerhave, de Sydenham, &c., de me permettre de lui observer qu'il y a une connexion intime entre le principe de vie et la mixtion organique, de manière que l'affection considérable du premier entraîne toujours une
affection morbifique de l'autre, et *vice
versâ* ; que, par conséquent, dans les
maladies universelles produites par un
état morbifique de l'incitabilité, lorsqu'elles sont trop violentes, qu'elles sont
abandonnées à elles-mêmes, ou qu'elles
durent trop long-temps, il survient fréquemment une désorganisation dans une
partie essentielle, dont la cessation de
l'opération vitale ne peut pas subsister
long-temps sans un danger imminent
pour la vie du malade. J'observerai de

plus à cet illustre médecin, qu'il n'est pas si facile qu'il le pense de traiter l'hypersthénie et l'asthénie ; d'après les principes de la nouvelle théorie, il faut que la dose des affaiblissans ou des excitans soit adaptée au degré du mal, et pour connaître celui-ci on a besoin d'examiner attentivement la nature, la force et la durée d'action des puissances nuisibles, la durée de la maladie, le nombre, la véhémence des symptômes, les organes particulièrement affectés, l'effet qu'ont produit les remèdes employés, enfin le degré d'incitabilité dont le corps vivant est doué. La dose d'incitabilité est déterminée par l'âge, le sexe, le climat, la constitution individuelle, l'éducation, la manière de vivre du malade, &c. L'hypersthénie parvenue au plus haut point de violence, se change en asthénie indirecte, qui se termine souvent par la mort, de même que l'asthénie directe, lorsque l'incitabilité trop accumulée ne supporte plus l'action de plus faibles stimulans.

Si Brown et son opuscule sont ignorés, il me semble que *M. Jouard* aurait fait très - sagement de laisser reposer en paix les cendres de ce grand homme ; mais la peine que notre savant Esculape prend de décrier, autant qu'il le peut, le réformateur de la médecine, est une preuve suffisante qu'il n'ignore point que sa doctrine est adoptée par les médecins les plus célèbres de l'Europe et de l'Amérique, et qu'elle fait journellement des progrès alarmans dans l'Empire, sur-tout parmi les médecins et les chirurgiens des armées. Il est de l'essence de la vérité de triompher de l'erreur ; et nonobstant, la fureur, l'animosité des ennemis de la nouvelle doctrine, elle opérera infailliblement une réforme salutaire dans toutes les branches de l'art de guérir ; aussi menace-t-elle d'une ruine totale les théories aujourd'hui dominantes en France, qui n'ont plus d'autre soutien que leur antiquité et la réputation de quelques savans qui craignent de faire naufrage avec elles.

M. Jouard continue :

« Qui aurait osé penser que les rêveries » bachiques les plus dégoûtantes et les » plus décousues, mêlées aux déclama- » tions les plus virulentes du zoïle le plus » furibond, pourraient jamais être regar- » dées comme un traité méthodique, bon

» ou mauvais, à plus forte raison qu'elles
» seraient données pour l'unique traité
» où se trouve consignée la saine doc-
» trine, la *Vraie Théorie médicale* (1),
» de l'existence de laquelle on ne se se-
» rait absolument pas douté avant l'ap-
» parition de ce rédempteur, qui est enfin
» venu ouvrir et frayer aux hommes la
» véritable voie du salut des corps, par
» le moyen de l'évangile médical qu'il
» a tracé à tout hasard, en courant de
» taverne en taverne, où il comptait ses
» amphygouriques paraboles à une dou-
» zaine de compagnons de ses débau-
» ches, qu'il lui plaît d'appeler ses disci-
» ples. C'est du moins ce que l'auteur a
» la modestie d'affirmer à chaque page
» de son inintelligible ramas d'absurdités
» métaphysiques, dont les grossières ap-
» plications peuvent tout au plus conve-
» nir à des ivrognes de profession, qui
» n'ont pas encore payé la peine qu'ils
» doivent tôt ou tard subir par leur in-
» tempérante manière de vivre. C'est ce
» que répètent avec plus d'emphase en-
» core que le *Maître,* la foule d'habiles

______

(1) *Vraie Théorie médicale,* rédigée par *Chortet,*
médecin. 10 *volumes.*

» commentateurs, les fauteurs enthou-
» siastes, les disciples idolâtres d'un pareil
» culte, &c. &c. &c. ».

Aucune théorie ne recommande autant la tempérance que celle de Brown.
Elle pose en principe, que l'équilibre
régulier entre les forces stimulantes et
le principe vital constitue la santé; que
la rupture de cet équilibre, produite par
l'action trop forte ou trop faible des stimulans; donne naissance à la maladie,
&c. On voit par là que la nouvelle doctrine est loin d'être amie des excès; il est
donc parfaitement ridicule de dire que
cette théorie n'est qu'un ramas de rêveries bachiques, dont les applications ne
conviennent qu'à des hommes forts et robustes. Quoi qu'il en soit, il paraît singu-
lier que le *docteur Jouard* ait annoncé
dans un paragraphe de son ouvrage, que
l'opuscule de Brown était ignoré et ense-
veli dans un oubli éternel, puisque dans
un autre il assure que Brown a une foule
de commentateurs et de partisans. Que
penser d'une pareille contradiction? Il est
au reste triste pour le médecin écossais,
que le nouvel oracle de Cos ait prononcé
un aussi fatal anathème contre sa doc-

trine ; car, après une pareille décision, comment révoquer en doute que le système de Brown soit autre chose qu'un tissu de faussetés, d'absurdités; un système erroné, uniquement posé sur des fondemens très-chancelans, nuisible au bonheur du genre humain; une théorie, démentie par l'expérience , ne contenant qu'un bavardage vide de sens, un amas de subtilités dégoûtantes et ridicules, une théorie enfin qui n'est embrassée que par des ignorans , des gens sans aveu, des hommes perdus de mœurs? Tel est l'anathême que *M. Jouard* se permet de prononcer contre les médecins les plus distingués de notre siècle , savoir , *Jones, Beddoes, Stewart, Campell, Cagahan, Robertson, Orlandi , Solenghi, Thomasini, Rasori, Brera, Scarpa, Federigo, Malfatti, Weikard, Thomann, J. Frank, Marcus, Rœschlaub, Horn, Hufeland, Schmidt, Lafond - Gouzi , Rosière,* et tant d'autres savans célèbres, qui presque tous occupent les postes les plus honorables dans les universités, les hôpitaux, auprès de têtes couronnées, et qui après avoir adopté la nouvelle doctrine par une conviction intime et non suspecte, en ont ensuite pris la défense, en publiant les avantages inappréciables qui en résultent pour le bien de l'humanité souffrante.

Que dira *l'illustre P. Frank*, le plus grand praticien de l'Europe, successivement le flambeau des universités de Gottingue, de Pavie, de Vienne, de Wilna, qui après avoir pratiqué l'art de guérir pendant plus de trente ans, et avoir mis au jour nombre d'ouvrages qui l'ont immortalisé, a embrassé la nouvelle doctrine, et n'a cessé de prouver chaque année à plus de 200 jeunes médecins qui suivent sa clinique, que cette théorie est préférable à toutes les autres, et qu'elle seule peut nous servir de guide au lit du malade? Que pensera-t-il, dis-je, en lisant le jugement en dernier ressort de *Maître Jouard*, le plus docte médecin de l'Empire, attaché aux hôpitaux civils et militaires, membre de presque toutes les sociétés savantes de l'Europe?

O vous, *célèbre Moscati* (1)! la gloire

____

(1) *Sa Majesté l'Empereur des Français a daigné nommer M. le professeur Moscati, conseiller d'état et directeur général de l'instruction publique de son royaume d'Italie.*

des médecins italiens, vous qui avez le plus contribué à répandre cette exécrable doctrine en Italie, vous serez sans doute consterné lorsque vous lirez que *Jouard, Pomme* et consorts soutiennent avec une impudence peu commune, que cette théorie n'est autre chose qu'une machine infernale dont on veut se servir pour détruire le genre humain.

Dépêchez-vous donc tous, partisans de la nouvelle doctrine, de venir faire amende honorable aux pieds de vos génies tutélaires, les *Pomme,* les *Pinel,* les *Jouard,* &c.; avouez franchement que vous êtes prêts à faire une abjuration solennelle de vos erreurs, et qu'à l'avenir vous ne marcherez plus qu'avec vos autres confrères sous la bannière du père de la médecine, de l'immortel Hippocrate; si vous tardez un instant, vous risquez d'être dévoués comme des monstres, des ennemis du genre humain, à l'exécration de vos contemporains et de la postérité, pour avoir embrassé la théorie d'un ivrogne, d'un débauché, dont tous les principes conduisent à la corruption des mœurs, au renversement de la saine doctrine et de l'ordre social.

b

Suivez, savans illustres, l'exemple de MM. *Pinel, Pomme, Barthès, Jouard, Alibert, Richerand, Dumas, Massuyer, Tourlet, Gilbert, Maurice, Sédillot, Montègre,* &c. &c., qui, dans ces temps désastreux, où un grand nombre de médecins français, frappés de la nouvelle lumière qui vient éclairer notre horizon, s'empressent à en profiter pour le bonheur de l'humanité ; suivez, dis-je, l'exemple de ceux que j'ai nommés, en résistant courageusement à l'évidence, pour soutenir de vieux systêmes erronés, qui n'ont à leurs propres yeux d'autre mérite que de les avoir professés pendant toute leur vie. Sacrifiez sans scrupule l'intérêt de vos malades à votre amour-propre, et préférez sans hésiter votre gloire au rétablissement de leur santé.

Brown s'est présenté avec avantage dans une carrière difficile ; il s'est frayé des routes nouvelles à travers l'obscurité qui enveloppait les opérations de la nature. Prenant l'expérience pour guide et armé de son flambeau, il a commencé à soulever le voile qui dérobe à nos yeux le secret de la vie. C'est à l'aide des principes fondamentaux, rapportés dans mes

Recherches sur la pathogénie , qu'il est parvenu à établir sa théorie sur les ruines de toutes les hypothèses , à dissiper les nuages rassemblés par l'ignorance, et à démasquer les erreurs que la fausse expérience , la fausse philosophie avaient accréditées. Les ennemis de la nouvelle doctrine ne peuvent pas se mettre dans la tête , qu'un homme qui vécut dans l'obscurité , fut persécuté , calomnié , abreuvé d'amertumes , qui termina sa glorieuse , mais pénible carrière , dans la plus déplorable indigence , ait pu créer une théorie supérieure à toutes celles de l'antiquité pour laquelle ils ont un respect fanatique et sans bornes. Ces misérables adversaires d'un homme de génie , qui font tant de bruit avec leurs petites productions éphémères, pour la confection desquelles ils ont encore été obligés de mettre à contribution tous les auteurs de médecine , osent jeter un regard de pitié et d'indignation sur ceux qui s'opposent aux progrès du charlatanisme et de la sale théorie gastrique. Aussi les écrits de ces folliculaires ne portent-ils pas l'empreinte sacrée du génie ; leur gloriole littéraire se dissipera comme des vapeurs légères à l'approche d'un soleil ardent, et d'ici à quelques années on se ressouviendra à peine de leurs noms, tandis que la postérité, plus juste que les contemporains de Brown, le placera au nombre des hommes qui ont rendu les plus importans services à l'art de guérir et à l'humanité.

Luxembourg, *ce* 1er.
  mai 1806.

CHORTET, Médecin.

TRAITÉ

DE

PHARMACOLOGIE PRATIQUE

(MATIÈRE MÉDICALE),

Basée sur la nouvelle doctrine médicale de Brown.

§. 1.

On nomme *médicament* toute substance qui produit dans l'organisme un changement nécessaire à l'éloignement d'une maladie. On nomme au contraire *poison* toute substance qui, administrée même en petite dose, est capable de détruire l'activité vitale des parties sur lesquelles elle agit immédiatement, puis celle des autres, ou d'exposer la vie de l'organisme entier à un très-grand danger.

§. 2.

Les médicamens et les poisons ne diffèrent donc les uns des autres, que par les différens effets de leur action sur l'organisme.

A

§. 3.

La force de chaque influence extérieure sur l'organisme étant dépendante de l'activité vitale, et son action n'étant et ne pouvant être que relative, il est évident que nombre de substances qui, pour un individu, sont un médicament convenable à une époque déterminée, deviennent un poison pour un autre, ou même pour les premiers, à une époque différente ; tels sont l'opium, la belladonne, les préparations mercurielles.

§. 4.

Ainsi plusieurs substances, même celles dont nous venons de parler, lorsqu'elles sont données en petite quantité, agissent dans l'organisme comme médicamens salutaires ; mais elles agissent au contraire comme poisons, lorsqu'elles sont prises en trop fortes doses.

§. 5.

Les mêmes substances peuvent donc agir sur l'organisme, tantôt comme médicamens, et tantôt comme poisons ; elles changent de nature suivant le degré de leur impression sur des individus d'une constitution déterminée.

§. 6.

Les substances que l'on regarde ordinairement comme des médicamens, ne le sont pas effectivement, dans tous les cas, et pour toute espèce d'individus; plusieurs de ces substances, telles que certains sels et acides, sont fréquemment employées parmi les alimens et les boissons ; tantôt dans certains cas déterminés, elles sont utiles comme médicamens, et tantôt elles sont évidemment nuisibles. Plusieurs autres, qu'on peut regarder comme les médicamens les plus forts, telles que l'*opium*, l'*alcool*, l'*assa fœtida*, &c., sont employées comme alimens, par plusieurs personnes, et loin qu'elles altèrent leur santé, elles conservent leur bien-être ; mais il en est tout autrement, relativement à la plupart des individus sur lesquels elles agissent absolument comme influences nuisibles.

§. 7.

Toute influence des médicamens étant contraire à l'organisme en état de santé, on doit considérer l'emploi d'une pareille substance comme pouvant favoriser l'origine ou le développement des premiers élémens nécessaires à la construction d'une maladie.

§. 8.

Tous les raisonnemens *à priori* sur la nature des médicamens et sur leur indication thérapeutique, sont vains ; ils ne peuvent

A 2

jamais nous conduire à des résultats certains et apodictiques.

Les connaissances que nous avons de l'action des médicamens, et de toutes les influences extérieures sur l'économie animale, sont purement empiriques ; nous les acquérons par la voie de l'expérience, c'est-à-dire, par des observations de ce qui se passe lorsqu'ils sont mis en contact avec le corps humain.

§. 9.

Pour que ces observations nous autorisent à prononcer affirmativement sur les propriétés des médicamens, il est nécessaire qu'on ait plusieurs fois répété les mêmes expériences, et que l'on ait chaque fois obtenu les mêmes résultats. Par exemple, si nous observons que le vin pris modérément, et sans qu'aucune autre influence n'ait agi sur le corps, toutes les fois qu'on en use, augmente l'énergie de l'activité vitale, nous pouvons dire avec assurance que le vin et toutes les liqueurs vineuses ont la propriété d'accroître la force de l'incitation. D'ailleurs il est d'une nécessité indispensable, en faisant l'expérience d'un remède, de l'employer seul, ou du moins seulement uni à d'autres médicamens, dont la manière d'agir soit analogue à la sienne ; autrement il serait impossible de déterminer à laquelle des substances employées est dû l'effet qui s'en est suivi. De quelque importance que soit cette règle, jusqu'ici elle a été généralement négligée, presque tous les médecins étant dans l'usage de combiner dans la même recette plusieurs remèdes de nature différente et souvent opposée, comme le quinquina, la liqueur anodine, la crême de tartre, le nitre, &c., et attribuent ensuite l'effet qu'ils produisent à leur remède favori, suivant l'opinion qu'ils ont embrassée.

§. 10.

L'expérience proprement dite est seule capable de faire faire des progrès à la matière médicale. La majeure partie des soi-disant expériences, dont fourmillent les livres des plus célèbres médecins, sur la nature et la manière d'agir des médicamens, sont fausses, et doivent leur origine aux principes hypothétiques qu'on s'était formés de la cause du plus grand nombre des maladies, et à l'ignorance où on était jusqu'à présent des lois de l'économie animale et des propriétés physiques et chymiques des substances médicamenteuses.

§. 11.

Presque tous les auteurs qui ont écrit sur la matière médicale, traitent dans une section particulière des soi -disant *antiphlogistiques et rafraîchissans*, au nombre desquels ils mettent les acides végétaux très-délayés, les sels neutres, et sur-tout la saignée. Ils prétendent que ces remèdes diminuent la plénitude et la fréquence du pouls, la chaleur, la soif, les anxiétés, en un mot, la fièvre et tous les symptômes dont elle est accompagnée. Il est vrai qu'ils produisent cet effet lorsque la maladie a été produite par une augmentation excessive de l'énergie de l'incitation ; mais quand la fièvre est l'effet de la faiblesse de l'activité vitale, les remèdes, sur-tout la saignée et les purgatifs, en diminuant de plus en plus la somme des stimulans positifs, loin de diminuer, augmenteront la violence de la fièvre, et mériteraient par conséquent le nom d'*échauffans.* L'observation des médecins de tous les siècles n'a-t-elle pas appris qu'une saignée faite mal-à-propos dans le début d'une fièvre due à la faiblesse, l'a souvent portée au plus haut point d'intensité, et a amené un délire furieux ? Or, dans ces circonstances, les excitans positifs calment la chaleur brûlante, le délire, la céphalalgie, la soif inextinguible, &c. D'où il suit qu'il y a un grand nombre de cas où le quinquina, le camphre, le musc, l'opium, le vin, agissent d'une manière antiphlogistique, tandis que les soi - disant rafraîchissans ne font qu'accroître la fièvre et la chaleur ; l'on doit donc conclure de ceci, que le nom d'antiphlogistiques convient tantôt aux excitans positifs, tantôt aux stimulans négatifs, et que par conséquent cette dénomination est beaucoup trop vague pour pouvoir être conservée dans une matière médicale philosophique.

§. 12.

Un chapitre est consacré aux *antispasmodiques et aux calmans*, parmi lesquels on place la majeure partie des plantes aromatiques et des huiles essentielles, l'opium, le vin, la liqueur anodine, l'éther sulfurique, &c. On vante tous ces remèdes contre les spasmes et les crampes. En effet, ils conviennent, dans ces circonstances, lorsque cet état morbifique dépend de la débilité du systême entier ou d'un organe individuel ; mais quand les convulsions sont produites par une maladie locale, des agens chymiques ou mécaniques, le plus sûr calmant sera celui qui pourra éloigner ces corps hétérogènes ; et il est évident qu'alors tous les soidisant antispasmodiques seront inutiles, souvent même nuisibles. J'ajouterai à ceci, que lors de l'éruption de la variole, accompagnée d'une fièvre hypersthénique, il se manifeste fréquemment des convulsions, et un état spasmodique approchant du tétane ou de l'épilepsie ; en cette circonstance les médecins prescrivent avec succès l'accès d'un air frais, des lavemens affaiblissans, de légers purgatifs, le régime végétal, des boissons aqueuses et acidules, &c. : or tout le monde sait que ces remèdes appartiennent aux stimulans négatifs, et cependant on ne peut pas nier qu'ils n'aient, en ce cas, calmé les spasmes. De tout ce qui précède, il résulte qu'on a tort d'attribuer exclusivement aux stimulans positifs, une propriété calmante qu'ont aussi quelquefois les excitans négatifs.

§. 13.

Il en est de même des soi-disant *expectorans*, au nombre desquels on met tous les remèdes qui, en vertu de leurs propriétés excitantes positives, augmentent l'énergie de l'incitation dans l'organisme entier, et par conséquent aussi dans les bronches et les poumons, ce qui donne à ceux-ci la force d'expulser les matières dont ils sont surchargés.

Ces remèdes remplissent le but qu'on se propose d'atteindre, quand la suppression de l'expectoration vient de la faiblesse de l'incitation. Mais lorsque cette affection morbifique est le produit de l'hypersthénie,

(.ce qui arrive très - souvent, par exemple, dans la pneumonie et le catarre hypersthé- niques), il est évident que les excitans posi- tifs, loin de rétablir l'expectoration, doi- vent de toute nécessité la supprimer, et, en ce cas, les remèdes qui diminuent l'énergie excessive de l'activité vitale, comme les pur- gatifs, la saignée, seront les seuls capables de rétablir l'expectoration. Il y a donc des circonstances où les incitans négatifs, même les plus énergiques, sont de vrais expecto- rans, d'où il résulte que cette dénomina- tion est vague et dénuée de fondement.

§. 14.

On place au nombre des *astringens* toutes les substances qui, à raison des parties as- tringentes qu'elles contiennent, et dont on connaît l'âpreté à la langue, exercent en même temps cette propriété sur les vaisseaux sanguins éloignés, et par-là deviennent ca- pables d'arrêter les hémorragies. Ces remè- des étant déjà considérablement délayés par les humeurs de l'estomac, avant de parvenir dans le système circulatoire, on peut élever des doutes très-fondés sur la vertu qu'on leur attribue ; de plus, l'observation apprend que ces médicamens augmentent l'hémorragie, lorsqu'elle est due à l'hypersthénie de l'inci- tation ; en ce cas, les stimulans négatifs, tels que la saignée, le nitre, &c., sont les seuls capables d'arrêter l'hémorragie.

§. 15.

Un autre chapitre porte le titre particulier d'*emménagogues*, ou remèdes capables de favoriser le flux menstruel. L'expérience démontre que les stimulans positifs sont souvent inefficaces pour rappeler le flux des règles : ces médicamens ne conviennent que quand cet état morbifique est produit par la faiblesse ; dans le cas, au contraire, où il serait dû à une énergie trop exaltée de l'activité vitale, les stimulans négatifs sont indiqués et toujours couronnés d'un heureux succès.

§. 16.

On peut appliquer les mêmes observations aux soi-disant *diurétiques*. L'observation apprend que quelques stimulans positifs augmentent particulièrement l'incitation des reins, et accroissent par-là leur sécrétion ; mais ils ne produisent cet effet que dans les cas où la diminution de l'excrétion de l'urine vient tant de la faiblesse du système entier que d'une débilité particulière des reins. Au contraire, lorsque l'hypersthénie est la cause productrice de cet état morbifique, les soi-disant diurétiques occasionnent

un effet opposé, en augmentant la suppression de l'excrétion et de la sécrétion de l'u-
rine, et, dans cette circonstance, les stimulans négatifs, tels que le nitre, l'air froid,
les purgatifs, la saignée en rétablissent le
cours. D'où il suit, que la saignée, les purgatifs, le nitre, &c., appartiennent aussi à
la classe des diurétiques, et que par conséquent il n'y a pas de diurétiques proprement dits.

§. 17.

On comprend sous le titre d'*émolliens*,
toutes les substances et plantes mucilagineuses que l'on prescrit en infusion, émulsion
ou décoction et que l'on prend intérieurement par la bouche ou l'anus, ou qu'on applique extérieurement en fomentations ou
en cataplasmes, et auxquels on attribue la
propriété de ramollir la fibre animale, et
en conséquence de détruire la rigidité et la
tension. Mais aussi long-temps que le principe de vie est encore en activité, le ramollissement ne peut pas avoir lieu. Tout le
bien que peuvent produire ces émolliens,
est uniquement dû à la douce chaleur qui
augmente l'énergie de la fibre animale. Ces
remèdes sont nuisibles, lorsque la rigidité
et la tension sont l'effet de l'hypersthénie
de l'incitation.

§. 18.

La dénomination d'*antiseptiques* est fondée sur des idées fausses et hypothétiques qu'on croyait suffisamment autorisées par des observations faites hors du corps vivant. Un grand nombre de médecins célèbres ont prouvé jusqu'à l'évidence, que le sang, tant qu'il est contenu dans le corps animé, ne peut pas subir de putréfaction. Il est vrai que la trop grande faiblesse de l'activité vitale occasionne une prédisposition à la dissolution du sang, qu'il n'est possible de combattre que par des excitans positifs qui raniment l'activité des solides, et n'agissent que secondairement sur les fluides, et devraient par conséquent être plutôt nommés stimulans positifs qu'antiseptiques.

§. 19.

Un autre chapitre contient les *atténuans* et les *délayans*. Cette dénomination est basée sur une idée fausse, celle de l'épaisissement du sang, que personne n'a jusqu'ici démontré par des expériences tirées du corps animé.

§. 20.

La dénomination de *sudorifiques* annonce que les médicamens rangés dans cette classe possèdent exclusivement la vertu de provoquer les sueurs. Quand la suppression de la sueur vient d'une énergie trop exaltée de tout l'organisme, et particulièrement du système cutané, les prétendus sudorifiques loin de la solliciter, augmenteront l'aridité et la sécheresse de la peau ; la saignée, le régime rafraîchissant, les purgatifs favorisent les sueurs. Les soi-disant sudorifiques ne produisent de bons effets que quand la suppression de la transpiration cutanée est due à la faiblesse. Il arrive très-souvent, dans les asthénies graves, que la canelle, l'opium, le vin arrêtent les sueurs colliquatives, &c. Il suit de ce qui précède, qu'il n'y a pas de sudorifiques proprement dits, que cette dénomination convient aux stimulans positifs aussi bien qu'aux négatifs.

§. 21.

Les opinions des médecins sur la manière d'agir des médicamens, peuvent se réduire à trois chefs ;

I. *Les sectateurs de la pathologie des humeurs* admettent que toutes les maladies doivent leur origine aux vices des fluides, et que toutes les substances médicamenteuses agissent immédiatement sur les liquides et corrigent de cette manière leurs qualités vicieuses. J'ai démontré ailleurs, que la doctrine humorale est fondée sur des principes chimériques ; à quoi on peut encore ajouter les objections suivantes :

1°. Elle ne prend en considération qu'une partie de l'organisme animal, et néglige les solides, qui constituent réellement le corps animé.

2°. Elle néglige entièrement le principe vital de l'organisme, et c'est cependant un fait confirmé par l'expérience, que les mouvemens du corps vivant, et l'efficacité des médicamens dépendent entièrement de l'énergie de l'activité vitale.

3°. Aucun corps étranger ne peut parvenir dans le torrent de la circulation, avant d'avoir été exposé à l'action des parties solides, et avoir éprouvé des changemens plus ou moins considérables, suivant le degré d'énergie de l'activité vitale des solides : les alimens et les boissons, par exemple, agissent d'abord sur l'estomac, y subissent une altération, et après avoir passé par les différens degrés de la digestion, ils sont mêlés au sang, et servent à réparer les pertes que l'organisme a essuyées.

4°. Il n'y a point de médicament qui exerce une impression immédiate sur les fluides, vu qu'ils agissent d'abord sur les solides, de même que tous les autres objets extérieurs, comme nous l'avons prouvé ci-dessus. Ils ne

produisent leur effet que par l'entremise des
solides.

5°. Comment serait-il possible qu'une très-
petite dose de médicament, tel qu'un grain
d'opium, pût avoir de si grands effets et occasionner un changement total dans la nature organique ?

6°. D'après cette théorie, tous les remèdes
devraient se mêler au sang pour produire
leur effet; mais l'observation apprend qu'ils
occasionnent souvent des résultats heureux
avant ou sans avoir été introduits dans le
système circulatoire : par exemple, l'emplâtre vésicatoire n'a rien perdu de son poids,
après avoir agi efficacement sur l'endroit où
on l'a appliqué.

§. 22.

Les matières médicales des pathologistes
des humeurs ont très-peu avancé nos connaissances sur la nature des substances médicamenteuses. Les altérations des humeurs que
l'on veut corriger au moyen des spécifiques,
telles que les altérations putride, scorbutique,
cachectique, scrophuleuse, n'existent point
dans la nature organique, comme on l'a
cru jusqu'à présent, et les phénomènes que
l'on en déduit, peuvent s'expliquer d'une
manière beaucoup plus naturelle et plus simple, d'après les principes de la théorie de

l'incitation. Ce que l'on dit, dans les matières médicales, de la vertu incisive, résolutive, &c., des médicamens, n'est qu'une application erronée des observations faites dans les corps inanimés, à l'organisme animal.

§. 23.

II. *Suivant la théorie des pathologistes de la force vitale*, l'effet que produisent les médicamens, est le résultat de l'impression des remèdes curatifs sur l'organisme et de la réaction de la force vitale dont celui-ci est doué ; à cela on peut objecter ce que j'ai démontré dans mon Traité philosophique sur la nouvelle doctrine médicale.

Il est impossible de rendre raison de l'existence et de la continuité des organismes individuels, par l'admission d'une force vitale. *Chaque force dans la nature est infinie*, aucune force ne peut être limitée *que par une force opposée*. Supposez qu'il y eût dans la nature une force vitale particulière, qui fût une force simple, elle ne pourrait jamais produire un effet déterminé ; et si, pour expliquer ses produits déterminés, **on** mettait dans cette force quelque chose de *négatif*, ou une force opposée, elle cesserait d'être une force simple, puisqu'étant contrariée par une force opposée, elle se trouverait composées de deux facteurs différens. Mais

une

une force limitée par des forces opposées, ne serait pas absolue, indépendante, elle serait en quelque sorte subordonnée à celles-ci : donc il y aurait de l'absurdité à admettre une force vitale indépendante de l'impression des puissances externes, qui conserverait par elle-même l'existence de l'organisme, et produirait les phénomènes vitaux sans le concours des influences du dehors contre les forces destructives et assimilatrices de la nature entière.

§. 24.

D'après le système de la force vitale, l'organisme n'agit que par ses propres forces intérieures ; il existe et conserve sa vie par lui-même, sans le concours des puissances du dehors. L'activité vitale modifie et détruit les lois immuables, d'après lesquelles agit la matière, et l'énergie du corps est absolument indépendante de l'impression des influences externes, qui n'agissent sur l'organisme que d'après les lois de la force vitale, et non d'après celles de la matière.

§. 25.

L'expérience est néanmoins, jusqu'à un certain point, contraire à ce système, car elle apprend que la vie de l'organisme individuel est dépendante de l'action des influences du dehors, et que la diminution trop considérable ou la cessation totale de ces influences détruit l'énergie vitale et anéantit la vie ; que le degré d'énergie de l'incitation est proportionnel à celui de la force de l'impression des objets externes, &c.

§. 26.

C'est donc une erreur d'admettre, comme le principe de la vie, une force indépendante de l'action des objets externes ; car on entend par *force*, la raison suffisante d'un effet déterminé, sans qu'aucune autre cause étrangère contribue à sa production. D'après cela, si le principe vital était une force absolue, on ne pourrait pas expliquer pourquoi l'énergie de la vie est proportionnée à celle des influences du dehors, pourquoi la cessation de leur impression détruit la vie organique.

§. 27.

Il suit de ce que je viens de dire (§. 25 — 27) que la force vitale, comme une force absolue et fondamentale de la vie, est une chimère, et ne peut pas servir à expliquer les phénomènes vitaux, ni les effets que les médicamens produisent dans l'organisme.

§. 28.

III. *D'après la théorie des partisans de la*

thologie chimique, les médicamens n'agissent que par le mélange de leurs principes
chimiques avec ceux de l'organisme, et par
la décomposition qu'ils éprouvent dans le
corps animé ; à cela on peut objecter :

1°. Quand même il serait vrai que les changemens des forces et des fonctions animales
fussent produits par des altérations dans la
mixtion, on n'aurait pas encore expliqué la
raison suffisante et dernière du rapport causal entre les agens matériels et les phénomènes vitaux.

2°. L'action chimique des médicamens doit
être subordonnée à celle d'un principe plus
relevé, comme je l'ai prouvé dans un autre
endroit.

3°. On prétend que les effets que les médicamens produisent dans le corps vivant,
sont dus à certains changemens de mixtion
occasionnés par leur impression ; mais jusqu'ici personne n'a expliqué d'une manière
plausible la manière dont s'opèrent ces
changemens de mixtion. Nous avons pour
cela trop peu de connaissances des qualités
physico-chimiques des médicamens, et quand
même nous les connaîtrions, serions-nous
plus en état de rendre raison de la décomposition des substances médicamenteuses
dans l'organisme ? On peut avancer avec
certitude que ces prétendues explications

chimiques de l'action des médicamens n'expliquent rien du tout. Les médecins chimistes ont constamment oublié que l'activité vitale modifie toujours le procédé chimique.

§. 29.

La *pharmacologie* (matière médicale), est la doctrine des médicamens pharmaceutiques. C'est pourquoi on en doit bannir plusieurs articles qui se trouvent ordinairement dans les matières médicales, par exemple, les alimens, la saignée, les bains, &c. ; ces remèdes trouvent leur place dans le traité des remèdes curatifs (*jamatologie*), qui doit contenir toutes les influences externes, capables de contribuer à opérer la guérison de la maladie dont l'organisme individuel est attaqué. La jamatologie comprend non seulement la pharmacologie, mais aussi le régime pour les malades, les opérations médico-chirurgicales, la doctrine des bandages, les opérations manuelles de l'accouchement, &c.

§. 30.

La pharmacologie a à résoudre une question de la plus haute importance, qui consiste à savoir dans quel rapport causal les médicamens sont avec les formes essentielles des maladies? ou dans quel rapport les qualités internes des remèdes curatifs sont avec les maladies de l'organisme animal. Cette question unit nos connaissances de la nature organique avec celles de l'action des puissances stimulantes sur le corps animé, et est intimement liée avec les principes de la théorie médicale. Elle est basée sur des observations empiriques de la manière d'agir des substances médicamenteuses, pour pouvoir rechercher la vraie cause de ces phénomènes.

§. 31.

Les effets que produisent les médicamens, aussi bien que leur manière d'agir, doivent toujours être considérés dans leur rapport avec l'organisme, car il n'y a proprement ni médicament ni poison; ces choses ne le deviennent que lorsqu'elles sont mises en relation avec l'organisme animal et son énergie vitale. L'effet que produisent les remèdes, est toujours un effet composé. La considération de l'action des médicamens comme étant le produit d'une action réciproque entre eux et le corps animé, doit être regardé comme le principe fondamental de la manière d'agir des substances médicamenteuses. Les observations journalières viennent à l'appui de mon opinion, en prouvant que les mêmes remèdes produisent des effets différens, suivant la disposition du corps sur lequel ils agissent. Le même remède produit un effet différent chez un enfant que chez un adolescent ; il en produit un autre sur la femme que sur l'homme. Il en est de même de tous les changemens que subissent les médicamens dans l'organisme par le mélange des humeurs ou de toute autre manière qui modifie également l'effet du remède dans le corps humain.

§. 32.

Ce n'est que par l'entremise de la susceptibilité que les influences externes agissent sur l'organisme animal (§. 31) de là il suit que l'effet de chaque remède curatif est le résultat d'un conflit entre le médicament et la susceptibilité, car la vie est l'effet de l'action des forces incitantes sur la sensibilité, comme je l'ai démontré dans mes recherches sur la pathogénie.

§. 33.

Les corps organiques étant constamment exposés à l'influence des puissances du dehors, qui tendent à les détruire, ne peuvent continuer à exister qu'en opposant à cette tendance destructive, un effort contraire pour maintenir leur individualité, l'unité et l'harmonie entre toutes les fonctions. Il faut donc qu'ils assimilent tout ce qui entre dans leur sphère, et qu'ils n'y permettent aucune production étrangère à leur nature, pour ne pas être assimilés par l'organisme universel; il faut qu'ils organisent, pour ne pas être forcés à retourner dans le cours général de la nature.

§. 34.

Tant que la lutte entre l'activité interne de l'organisme et celle de la nature externe se maintient d'une manière à peu près égale, le corps animé conserve son identité et sa vie; mais du moment où il sera obligé de succomber à l'action des puissances du dehors, et que le procédé vital s'exécute uniquement d'après les lois de la physique et de la chymie, contre lesquelles il avait combattu jusqu'à présent, il tombera dans le cercle ordinaire du cours de la nature, et cessera de vivre. La putréfaction des corps animés fournit une preuve convaincante de ce que j'avance ici.

§. 35.

Il résulte de ce qu'on vient de dire (§. 33 — 34) que les organismes individuels ont une activité interne qui s'oppose à celle de la nature externe. Mais l'énergie du corps animé ne pourrait réagir contre l'impression des influences du dehors, s'il n'était doué d'une propriété qui le rend susceptible

d'être affecté par les puissances excitantes.
Il faut donc qu'il soit en même temps actif
et sensible ; car s'il n'était pas sensible, les
objets externes ne pourraient avoir prise
sur lui. D'un autre côté, si l'organisme
n'était pas actif, c'est-à-dire, s'il ne s'opposait pas avec force aux efforts destructifs et
assimilateurs de la nature entière, elle le
détruirait et l'assimilerait à l'organisme universel. En un mot, *sans susceptibilité, point
d'activité vitale, et sans activité, point de
susceptibilité organique.*

§. 36.

*L'incitabilité est la propriété des corps
organisés qui les rend susceptibles d'être
affectés par l'impression des objets externes, et de réagir contre cette impression.* Il
suit de là que l'incitabilité est composée de
deux facteurs différens, savoir, de la susceptibilité et de l'énergie vitale qui, réunies,
forment une seule et même propriété des
corps animés. Quoique l'incitabilité soit une
notion simple, elle peut être envisagée sous
différens rapports, et en ce cas, être regardée comme une idée composée ; on la
nomme *susceptibilité*, lorsqu'elle est sensible à l'action des influences externes, et
activité, énergie vitale, lorsqu'elle réagit
contre l'impression de ces influences.

§. 37.

L'activité de l'organisme étant dépendante de sa susceptibilité (§. 35) la vie ne peut se manifester sans l'action des influences externes sur le corps animé, ou l'énergie vitale ne se montre qu'après avoir été excitée par l'impression des objets du dehors, ainsi point d'*influences externes*, point d'*activité vitale*. D'un autre côté, la susceptibilité étant subordonnée à son activité, les puissances excitantes ne peuvent agir sur le corps vivant sans que l'activité ne réagisse contre cette impresssion, ainsi point d'*activité vitale*, point d'*influences externes*. En effet, lorsque l'énergie vitale de l'organisme vient à s'éteindre, la nature externe le détruit en l'assimilant à l'organisme universel. On peut se convaincre de la vérité de la première proposition en observant que nul être animé ne peut exister et vivre sans air, sans chaleur, sans nourriture, &c., en un mot, sans l'impression des influences du dehors, et de celle de la seconde, en réfléchissant que l'air, la chaleur, les alimens, les boissons, &c., ne peuvent exercer aucune action sur un cadavre privé de son activité vitale, c'est-à-dire, que les forces excitantes ne peuvent produire les phénomènes vitaux dans un corps destitué de son énergie vitale.

. 38.

La susceptibilité et l'activité vitale **sont** en raison inverse l'une de l'autre ; à mesure que la sensibilité augmente, l'énergie vitale diminue, et *vice versa ;* mais cette proportion croissante et décroissante n'a lieu que jusqu'à un certain point, au-delà duquel toutes les deux tombent également, comme dans la vieillesse et les maladies par faiblesse indirecte.

L'observation journalière confirme cette assertion. Les femmes et les enfans sont très-susceptibles, mais peu énergiques ; les hommes faits sont, au contraire, peu sensibles et très-énergiques ; dans ce dernier cas, il faut des stimulans positifs très-forts pour produire une incitation convenable.

§. 39.

Donc un stimulant déterminé qui diminue la sensibilité, accroît l'activité vitale et *vice versa.* Les alimens succulens, les boissons spiritueuses, la chaleur, les passions excitantes diminuent la sensibilité et augmentent l'énergie du corps entier ; au contraire, le régime végétal, les boissons aqueuses et acidules, les affections tristes de l'ame rehaussent la susceptibilité et affaiblissent l'activité vitale.

§. 40.

Un agent incitant déterminé, qui agit continuellement, ne produit plus d'incitation et finit par émousser la susceptibilité. Les personnes qui, dans le principe, se sont habituées à de faibles stimulans positifs, ont insensiblement besoin d'incitans plus forts, afin de produire l'incitation convenable et ordinaire. Durant l'enfance, de faibles stimulans positifs suffisent pour maintenir la santé, attendu que la susceptibilité est très-accumulée, et l'activité vitale peu énergique ; mais à mesure que l'homme avance en âge, il a besoin de stimulans positifs plus forts, parce que son énergie vitale devient plus grande que la susceptibilité.

§. 41.

Plus la susceptibilité est grande, moins les excitans positifs doivent avoir de force pour produire une incitation énergique ; au contraire, plus la susceptibilité est diminuée, plus les excitans positifs doivent être forts pour produire une incitation suffisante. L'incitation est proportionnée à la force des stimulans positifs (§. 45) ; or le même stimulant produit une incitation d'autant plus énergique, que la susceptibilité est plus accumulée, et une incitation d'autant plus faible, que la susceptibilité est plus épuisée. De là il suit que plus la susceptibilité est abondante, plus un faible stimulant positif produira une incitation considérable et *vice versa*.

1°. Telle chaleur d'un poële sera trop forte pour des femmes très-incitables, tandis qu'elle est agréable et bienfaisante à des hommes qui seront à la fleur de l'âge, ou à ceux habitués à l'action des stimulans positifs très-énergiques ;

2₀. La même quantité de boissons spiritueuses dont l'homme bien portant fera le soir usage avec délices, lui occasionnera le matin un mal-aise, des maux de tête, des nausées, &c.

Il est cependant nécessaire d'observer que cette loi n'est pas applicable aux agens incitans auxquels on est accoutumé.

§. 42.

Tous les organes d'un corps individuel ne forment qu'un tout, et toutes les parties concourent au maintien et à la conservation de ce tout ; d'où il suit que l'incitabilité est une propriété une et indivisible de l'organisme entier.

§. 43.

On appelle *puissance incitante* tout objet

qui, en agissant sur le corps animé, met son énergie intérieure en activité.

§. 44.

Le résultat de l'action des forces stimulantes sur la susceptibilité est ce qu'on nomme *incitation* (*vie*).

§. 45.

L'énergie intérieure de l'organisme ne se manifestant que lorsqu'elle est mise en action par les objets du dehors, il est évident qu'elle doit être proportionnelle à l'impression des stimulans positifs.

§. 46.

Le degré de l'action des puissances extérieures, soit positives, soit négatives, est en raison directe de leur force intérieure et de la susceptibilité organique, et en raison inverse de l'énergie vitale.

§. 47.

On appelle *puissances nuisibles* tout objet externe qui, en agissant sur l'organisme, produit une désharmonie entre quelques-unes ou plusieurs fonctions, d'où naît la maladie.

§. 48.

La *santé* et le *bien-être* sont l'état des

corps organisés vivans, dans lequel l'exercice de toutes les fonctions est agréable , facile et régulier. Au contraire la *maladie* et le *mal-aise* sont l'état de l'organisme vivant dans lequel toutes les fonctions ou quelques-unes d'entre elles s'exécutent d'une manière pénible et douloureuse. L'harmonie et l'équilibre relatifs entre toutes les fonctions constituent la santé ; et la désharmonie, la rupture de l'équilibre entre les diverses fonctions produisent la maladie.

§. 49.

L'aberration de l'énergie de l'incitation ne peut avoir lieu que de deux manières ; ou l'incitation est trop forte (*hypersthénie*) ou elle est trop faible (*asthénie*). On ne peut en effet concevoir dans l'énergie de l'incitation que deux degrés possibles, savoir, une augmentation ou une diminution, à moins que l'on n'admette la coexistence de l'augmentation ou de la diminution en même temps. Mais nous avons vu dans la pathologie que l'incitation d'un organe agit en incitant sur toutes les autres parties, et que l'augmentation aussi bien que la diminution se répandent sur le corps entier ; d'après cela il est évident qu'un accroissement permanent dans un organe et une diminution simultanée dans d'autres, sont impossibles.

Donc l'aberration de l'énergie de l'incitation ne peut être que de deux espèces, hypersthénique ou asthénique.

§. 5o.

L'augmentation ou la diminution de l'incitation, quelque grande qu'elle soit, n'est ni trop forte ni trop faible, c'est-à-dire, ne produit pas de maladie aussi long - temps qu'elle n'amène pas une désharmonie considérable entre les fonctions vitales de divers organes.

§. 51.

L'hypersthénie est produite par un accroissement trop considérable des agens incitans positifs ; c'est l'état du corps individuel dans lequel toutes les opérations vitales s'exécutent avec une trop grande énergie, et dans lequel il y a rupture d'équilibre entre diverses fonctions.

§. 52.

L'asthénie de l'incitation est engendrée par une diminution trop considérable des agens incitans positifs ou par l'action des stimulans négatifs. Dans l'asthénie toutes les fonctions sont frappées de faiblesse, et il y a rupture d'équilibre entre quelques-unes ou plusieurs fonctions de quelques organes déterminés.

§. 53.

L'asthénie est ou directe ou indirecte : j'entends par faiblesse directe celle qui naît *directement*, soit par la soustraction des stimulans positifs accoutumés, soit par l'action des stimulans négatifs ; et par asthénie indirecte celle qui est l'effet d'une hypersthénie entièrement ou du moins en partie abondonnée à elle-même.

§. 54.

Toutes les maladies dont l'organisme animal peut être attaqué, étant dues à un accroissement excessif ou à une diminution trop considérable de l'énergie de l'incitation, produits par l'action nuisible des influences externes, il est bien évident que l'art de guérir se borne uniquement à soustraire ce qu'il y a de trop, ou à remplacer ce qui manque.

§. 55.

Il suit delà (§. 54) que tous les remèdes curatifs doivent être divisés en deux classes : la première comprendra ceux propres à ôter ce superflu, Brown et ses sectateurs les appellent *affaiblissans ;* la seconde, au contraire, contiendra ceux propres à réparer ce qui manque, on les nomme *fortifians.*

§. 56.

§. 56.

J'observerai que la division des médicamens en *affaiblissans* et en *fortifians* n'est
pas juste, attendu que la notion de force et
faiblesse est en elle-même trop relative et dépend en partie de la sensation de l'individu
malade, en partie du dérangement des fonctions vitales de l'organisme, et ne peut, en
aucun cas, être regardée comme l'effet nécessaire de l'action d'un médicament. Car
toute disproportion considérable entre les
facteurs de l'incitabilité amène un sentiment
de faiblesse, soit que cette disproportion
soit produite par l'hypersthénie, soit par
l'asthénie de l'incitation ; c'est pourquoi
l'emploi de toute substance médicamenteuse,
au moyen duquel l'équilibre entre la susceptibilité et l'activité vitale est rétabli,
donne au corps sa force convenable, et ramène la santé. D'après cela, il est évident
que la saignée, le nitre, les purgatifs, eu
égard à l'effet qu'ils produisent dans les hypersthénies, peuvent réellement fortifier,
et que, dans ces circonstances, l'opium,
le vin, la nourriture animale sont des affaiblissans. Qui voudrait cependant placer la
saignée, le nitre, &c., au nombre des stimulans positifs, et l'opium, le vin, &c.,
dans la classe des excitans négatifs ?

C

§. 57.

Je divise tous les médicamens en deux classes, savoir, en médicamens agissant d'une manière négative, et en médicamens agissant d'une manière positive.

Je nomme *stimulans négatifs* ou *excitans diminuant la somme des stimulans positifs*, tous les objets externes ou médicamens, capables de diminuer l'énergie de l'incitation, et par conséquent de guérir les hypersthénies, ou les maladies dues à un excès de force, et *stimulans positifs* ou *excitans accroissant la somme des stimulans*, les influences externes qui augmentent l'énergie de l'incitation, et guérissent en conséquence l'asthénie ou la maladie produite par une faiblesse trop grande de la fonction vitale.

§. 58.

L'oxigène (air vital) est, tant dans la nature organique que non organique, le principe négatif ou affaiblissant ; au contraire, *l'hydrogène* (air inflammable) constitue le principe actif ou fortifiant.

§. 59.

Si l'oxigène, d'après les chymistes français, était le principe irritant, et l'hydrogène le principe affaiblissant ou négatif, il

faudrait que les influences extérieures fussent des stimulans positifs d'autant plus énergiques, qu'elles contiendraient une plus
grande quantité d'oxigène, et des affaiblissans d'autant plus forts, qu'elles fourniraient une plus grande quantité d'hydrogène. De plus, tout stimulant positif diminuant la susceptibilité, et chaque excitant
négatif augmentant la sensibilité, il faudrait
que l'action des objets extérieurs accrût la
susceptibilité d'autant plus, qu'ils contiendraient moins d'oxigène, et la diminuât
d'autant plus qu'ils fourniraient une plus
grande dose d'oxigène. Cependant les faits
suivans paraissent prouver le contraire.

§. 60.

Les substances, dans lesquelles prédomine
l'oxigène, incitent très-peu.

1°. Les cerises, les prunes, les poires, les
pommes, les groseilles, &c. &c., contiennent une quantité considérable d'acide et
d'eau, par conséquent beaucoup d'oxigène ;
aussi ces fruits fournissent-ils une nourriture peu succulente. Depuis plus de deux
mille ans, on les a toujours employés avec
succès dans les maladies hypersthéniques, et
on en a défendu l'usage dans les asthénies.
L'usage immodéré de ces substances produit
des maladies de faiblesse, comme le synoch,

la diarrhée, la dyssenterie, la colique, la flutulence, &c. &c.

2°. L'eau qui contient de l'oxigène en abondance, a toujours fait partie du régime antiphlogistique, et bue avec excès, sur-tout étant froide, elle engendre des maladies asthéniques. L'observation de tous les jours apprend que les boissons aqueuses exaspèrent plus ou moins les maladies asthéniques et en retardent la guérison.

3°. Le vinaigre, la limonade, les boissons acidules, les acides nitrique, sulfurique, tartrique, s'emploient avec succès dans les hypersthénies. Depuis l'antiquité la plus reculée, on les a toujours mis au nombre des rafraîchissans ou antiphlogistiques. Ils préviennent le passage de l'hypersthénie en asthénie indirecte ; ils sont nuisibles dans les maladies de faiblesse, et produisent souvent des asthénies plus ou moins graves. D'où il suit qu'ils diminuent la somme totale des stimulans positifs.

4°. Le nitre, dont on peut retirer une quantité considérable de gaz oxigène, a toujours été mis au nombre des débilitans ou stimulans négatifs les plus efficaces. Il est couronné d'un succès heureux dans la pneumonie, le rhumatisme hypersthéniques, portés à un haut degré de violence, il affaiblit considérablement les organes digestifs et entraîne des suites fâcheuses dans les asthénies.

5°. Le gaz oxigène est nuisible dans la phthisie pulmonaire, les ulcères (maladies asthéniques).

§. 61.

Au contraire, l'expérience apprend que les influences extérieures augmentent l'énergie de l'incitation, d'autant plus qu'elles contiennent moins d'oxigène, et qu'elles fournissent une plus grande quantité d'hydrogène.

1°. Les vins sont d'autant plus excitans, qu'ils contiennent moins d'eau et d'acide, et plus d'alcool et d'hydrogène. C'est par cette raison que les vins d'Allemagne sont moins excitans que ceux de France ; ceux-ci moins stimulans que les vins d'Espagne et des pays chauds. Les bons vins sont toujours salutaires dans les asthénies et nuisibles dans les hypersthénies.

2°. L'eau-de-vie, la bière et le cidre sont d'autant plus stimulans, qu'ils contiennent moins d'oxigène et une plus grande quantité d'hydrogène.

3°. L'opium, l'alkali volatil, l'éther sulfurique, la liqueur anodine, le musc, le camphre, &c., fournissent très-peu d'oxigène ; aussi les expériences journalières apprennent-elles que ces remèdes sont du nombre des stimulans positifs les plus énergiques.

4°. La nourriture animale, qui fournit beaucoup d'hydrogène, occupe un rang distingué dans la classe des excitans positifs.

5°. La fièvre mercurielle, produite par un usage immodéré de sels mercuriels, dont on peut retirer une très-grande quantité d'oxigène, cède à l'emploi de l'opium et d'autres excitans positifs, contenant peu d'oxigène et beaucoup d'hydrogène.

6°. Les animaux que l'on met pendant quelque temps dans le gaz hydrogène, ne sont plus sensibles à l'action des excitans positifs les plus efficaces, tels que l'électricité, tandis que chez d'autres animaux, exposés pendant le même temps au gaz oxigène, la susceptibilité ne s'éteint pas, et les excitans positifs ont encore prise sur le principe vital. Preuve évidente que le gaz oxigène excite plus faiblement que le gaz hydrogène, qui épuise en quelques minutes la susceptibilité, propriété qui ne convient qu'aux stimulans positifs les plus efficaces.

§. 62.

Donc les agens extérieurs, à l'action desquels l'organisme individuel est soumis, agissent en stimulans positifs, quand l'hydrogène y prédomine, et en stimulans négatifs lorsque l'oxigène est le principe dominant.

§. 63.

A la classe des stimulans négatifs appartiennent tous les acides forts ou faibles,
tous les sels neutres, métalliques, &c. ; c'est-
à-dire, tous les médicamens, les remèdes curatifs ou les substances dans lesquelles prédomine l'oxigène.

§. 64.

Les stimulans négatifs agissent en affaiblissant l'énergie de l'incitation, lorsqu'ils
ne détruisent pas les parties organiques, et
que l'énergie vitale est assez forte pour s'opposer à leur action destructive. Ils affaiblissent d'abord les parties sur lesquelles il
agissent directement, et ensuite tout l'organisme, vu que la débilité d'un organe se répand successivement sur le système entier.

§. 65.

Les stimulans négatifs sont d'autant plus
affaiblissans, qu'ils contiennent une plus
grande quantité d'oxigène, et que l'énergie
avec laquelle l'activité de l'organisme réagit
contre eux dans les organes, qui y sont immédiatement soumis, est moins considérable.

§. 66.

Les stimulans négatifs (*les affaiblissans*),

en occasionnant une faiblesse plus ou moins grande de l'activité vitale, favorisent les sécrétions et les excrétions. Cette propriété se manifeste dans les différens individus avec des nuances différentes. Chez les uns ils détruisent les parties organiques sur lesquelles ils agissent ; chez les autres ils produisent des évacuations, par l'estomac, le tube intestinal, la peau, les glandes salivaires de la bouche, &c. ; chez d'autres enfin, en affaiblissant sans avoir produit ni évacuations d'humeurs, ni dissolution des parties organiques, exposées à leur impression. Cependant, dans le fond, ils ne diffèrent pas entr'eux, attendu que, dans la plupart de ces cas, les effets qu'ils produisent sont proportionnés aux doses. Donnés en petite quantité, ils sont incapables d'affaiblir l'activité vitale au point de provoquer des évacuations, ou de détruire des parties organiques, ils ne font qu'affaiblir l'énergie de l'incitation.

§. 67.

Les stimulans négatifs, qui enlèvent des humeurs à l'organisme (les émétiques et les purgatifs), occupent le premier rang parmi ces remèdes curatifs. Ils affaiblissent l'énergie de l'incitation de deux manières ; d'abord ils l'affaiblissent directement, car l'oxigène

est le principe dominant dans les sels purgatifs et les vomitifs; et en second lieu, parce
qu'ils font perdre à l'organisme une grande
quantité d'humeurs. Ces affaiblissans sont
d'autant plus efficaces, que l'évacuation des
humeurs est plus abondante, et les purgatifs
sont d'autant plus affaiblissans, que les évacuations alvines sont plus fréquentes, plus
considérables. La quantité d'évacuations
que ces stimulans négatifs occasionnent, au
moyen des vaisseaux sécréteurs et excréteurs, détermine le degré de leur énergie.

§. 68.

Les substances médicamenteuses, dans
lesquelles prédomine l'hydrogène, appartiennent à la deuxième classe, savoir aux excitans positifs.

§. 69.

L'effet que ces substances peuvent produire sur le corps animé, ne dépend pas seulement de leur force, mais de la proportion
de celle-ci, eu égard à l'énergie avec laquelle
l'activité interne de l'organisme réagit et
tend à maintenir la mixtion de ses organes.

§. 70.

Si ces substances agissent avec une assez
grande force sur l'organisme individuel,

pour que son énergie vitale soit incapable de résister efficacement à leur action, les parties exposées à leur impression immédiate sont détruites, elles perdent leurs formes et se désorganisent.

§. 71.

Ces substances n'agissent pas en désorganisant les solides, tant qu'il y a proportion entre la force avec laquelle elles tendent à détruire les parties organiques soumises à leur action et l'énergie vitale avec laquelle l'organisme peut maintenir sa mixtion et sa forme; ainsi ces deux activités se balancent réciproquement et maintiennent leur action.

§. 72.

Dans le cas où cette proportion a lieu, ces substances incitent d'autant plus l'activité vitale, qu'elles ont plus de force; leur énergie est modifiée par le climat, le sol, le temps et d'autres circonstances qui l'augmentent ou la diminuent.

§. 73.

L'action de ces différentes substances est d'autant plus disposée à inciter les parties organiques, exposées à leur action immédiate, que l'hydrogène y est plus abondant, plus libre et moins condensé.

§. 74.

Il est d'autant plus difficile qu'une pareille substance agisse en excitant positif, que l'hydrogène qu'elle contient adhère plus intimement aux autres parties constituantes, en sorte qu'il est nécessaire qu'elle subisse à cet effet, de la part de l'organisme, un changement qui sépare ses parties.

§. 75.

C'est pour cette raison que certaines substances employées en suffisante quantité, agissent en excitans positifs très-énergiques, sans que, pour cela, ces mêmes substances aient subi un changement, soit par leur mixtion avec d'autres substances, soit par la tendance de l'organisme à les assimiler; tels sont l'opium, l'eau de laurier-cerise, &c.

§. 76.

La force avec laquelle une quantité déterminée de ces substances agit en excitant positif est d'autant moindre, que les parties constituantes des substances végétales, telles que le principe narcotique, les huiles distillées, l'akali, l'esprit-de-vin, &c., sont plus combinées avec d'autres principes, soit indifférens, soit oxigénés. Ces principes sont le mucilage, le gluten, le sucre, la fécule, les résines, l'eau, la fébrine et les différens acides.

§. 77.

C'est par cette raison (§. 76) que les huiles distillées agissent en général plus fortement que les beaumes; que l'eau de laurier-cerise agit aussi avec plus de force que les opiats, et que ceux-ci sont de même plus énergiques que le camphre et autres substances.

§. 78.

L'observation attentive des phénomènes que les excitans positifs produisent dans l'organisme animal, apprend qu'il y en a quelques-uns qui n'augmentent qu'insensiblement l'énergie de l'incitation du système entier, et que leur action stimulante se prolonge plus long-temps que celle d'autres excitans appelés stimulans positifs diffusibles, de manière qu'on n'a pas besoin de les administrer de nouveau dans un court espace de temps, tel qu'une demi-heure ou une heure. Il y a au contraire d'autres stimulans qui, à peine introduits dans l'estomac, agissent avec une grande promptitude, et accroissent tout à coup l'énergie de l'incitation dans tout le corps; mais leur action est de courte durée, et il faut les administrer à des intervalles rapprochés. On appelle les premiers *excitans positifs permanens*, et les autres *excitans positifs diffusibles*.

§. 79.

Afin que les stimulans positifs permanens agissent d'une manière énergique sur les parties organiques, il faut qu'ils subissent un changement considérable, qu'ils obtiennent par les premières opérations de l'assimilation, lorsqu'ils sont reçus dans l'organisme.

§. 80.

Une substance agit d'autant plus promptement, et avec d'autant plus d'énergie, que les premières opérations de l'assimilation lui font subir plus facilement les changemens nécessaires. Par la même raison, elle doit être regardée comme un excitant positif plus ou moins diffusible.

§. 81.

C'est aussi par cette raison que le camphre, l'opium, l'éther sulphurique, &c., doivent être considérés comme les excitans positifs les plus diffusibles et les plus forts, &c.

§. 82.

L'action de certaines substances se prolonge d'autant plus, et elles sont pour l'organisme des excitans positifs d'autant plus permanens, qu'elles exigent plus d'élaboration avant d'être propres à l'assimilation, et que l'activité des organes dans lesquels elles sont reçues, est plus en état d'effectuer cette première élaboration. Il faut toutefois que ces substances contiennent une quantité suffisante du principe d'activité positive (hydrogène).

§. 83.

C'est pour cette raison que l'écorce du Pérou est un excitant plus permanent que la serpentaire de Virginie ; que celle-ci est plus permanente que le camphre ; et qu'en général il existe une grande différence dans la manière d'agir des différens médicamens.

§. 84.

Le nombre des médicamens excitans positifs est très-grand. Dans la pratique on a besoin d'une multitude de stimulans positifs, parce que les formes des maladies asthéniques sont très-différentes. Nonobstant la grande différence qui se rencontre entre ces remèdes, ils se ressemblent en ce qu'ils accroissent l'énergie de l'incitation du système entier, et que, par conséquent, ils conviennent dans toutes les maladies de faiblesse, dont l'organisme peut être affecté.

§. 85.

Quoique tous les remèdes de cette classe se ressemblent et ne diffèrent entr'eux que par leur degré de force, cependant diverses circonstances apportent quelques modifications relatives dans la manière de les leur administrer, telles que la forme, la température et d'autres propriétés pharmaceutiques ou chymiques des médicamens. D'un autre côté, la constitution individuelle du malade, son idyosincrasie, le degré de l'asthénie, ses complications, &c., modifient l'action des médicamens. Nonobstant cela, leur principal effet est d'augmenter l'énergie de l'incitation.

§. 86.

Tous les remèdes appartenant à cette classe, peuvent se sous-diviser, en les considérant sous le rapport de la force plus ou moins grande de l'énergie dont ils sont doués. Jusqu'ici nous n'avons pas encore de connaissances précises sur le degré spécial de différens remèdes pharmaceutiques. On ne peut pas déterminer avec certitude si la valériane est plus excitante que le roseau aromatique ; le camphre plus que le musc, et ainsi de suite. Nous n'avons que des à peu près sur le degré de force des médicamens ; la constitution individuelle du malade, les propriétés physiques et chymiques des remèdes, ce qui nous empêche de déterminer d'une manière exacte le degré absolu de chaque substance médicamenteuse. Peut-être en saurons-nous davantage par la suite.

§. 87.

Il arrive quelquefois que les excitans positifs produisent une perte des humeurs, soit par la selle, soit par le vomissement, soit par la sueur, &c. ; en ce cas, cette perte diminue leur force incitante, et cette diminution est proportionnelle à la perte des fluides qu'ils occasionnent.

§. 88.

La classe des stimulans négatifs comprend un moins grand nombre de remèdes que celle des stimulans positifs, par la raison que les asthénies sont beaucoup plus fréquentes que les hypersthénies. Quant à moi, je suis persuadé que sur 100 maladies universelles, il y en a au moins 95 asthéniques. Cette proportion est encore plus grande relativement aux maladies qui attaquent les gens de la campagne ; car alors, sur 200 maladies générales, il y en a 195 asthéniques contre 5 hypersthéniques.

§. 89.

§. 89.

Le nombre des maladies asthéniques s'est considérablement accru de nos jours. Les hypersthénies sont très - rares, et il faut avoir traité un grand nombre de malades d'après les nouveaux principes, pour avoir été dans le cas de traiter de véritables hypersthénies par des stimulans négatifs, sans avoir eu ensuite besoin de recourir à l'usage des excitans positifs. Notre siècle porte trop évidemment l'empreinte de la faiblesse, pour pouvoir s'y méprendre ; et dans la majeure partie des maladies, les excitans positifs seront presque toujours couronnés d'un heureux succès. La théorie et l'expérience nous apprennent que les hypersthénies doivent être comptées parmi les choses les plus rares, comme le prouvent les influences nuisibles auxquelles l'organisme animal est soumis, la constitution du malade et les symptômes morbifiques. Les hypersthénies furent autrefois plus fréquentes qu'elles ne le sont aujourd'hui ; c'est la raison pour laquelle, du temps d'Hypocrate, la méthode affaiblissante produisit souvent de bons effets.

§. 90.

En considérant l'homme dans l'état civilisé, depuis l'enfance jusqu'à la vieillesse,

D

nous observerons que , dans chaque instant de sa vie , il est exposé à une foule innombrable de puissances affaiblissantes qui débilitent son corps et le prédisposent aux maladies de faiblesse. Il faut d'abord porter en ligne de compte les affections tristes de l'ame , produites par les fatigues de l'étude , les obstacles qu'il rencontre dès sa plus tendre jeunesse à satisfaire ses désirs, puis la mauvaise nourriture dont il fait souvent usage à cette époque de la vie , une éducation négligée, l'exposition fréquente à l'impression du froid , des vêtemens trop légers , la mauvaise habitude où sont les gens de la campagne de donner fréquemment des purgatifs aux enfans ; les maladies enfin de ceux-ci , telles que la variole, la rougeole, dont le caractère hypesthénique exige l'usage des stimulans négatifs, et où l'on outre quelquefois, en ce cas, la méthode affaiblissante, ce qui dispose aux asthénies. Les bornes de ce traité ne me permettent pas de parler ici de toutes les influences nuisibles auxquelles est soumis l'adolescent entraîné par la violence de ses passions ; l'homme fait, par le chagrin d'avoir été trompé dans ses espérances ; le vieillard, à cause de l'affaiblissement de son organisme. Il est vrai qu'il est quelques individus privilégiés qui parcourent leur carrière sans éprouver,pour ainsi dire, l'aiguillon du malheur, aussi sont-ils rarement malades, et lorsqu'ils le sont, leurs affections morbifiques sont ordinairement dues à un excès de force.

§. 91.

Aux puissances nuisibles dont nous venons de parler, on peut encore ajouter les suivantes ;

1°. Une nourriture peu substantielle, ou l'excès dans le boire et le manger, la cuisine trop raffinée, l'abus des boissons spiritueuses;

2°. L'âge prématuré ;

3°. La manie des guerres perpétuelles ;

4°. Les excès en amour, la dissipation prématurée des facultés de la génération, l'onanie physique et morale ;

5°. La fréquence toujours croissante des maladies vénériennes ;

6°. La population trop considérable des grandes villes ;

7°. L'oisiveté, l'inaction, ou les excès dans les travaux de l'esprit et du corps, une imagination trop exaltée ;

8°. Les mariages prématurés et malheureux ;

9°. La faiblesse des pères et mères ;

10°. L'abus de la saignée, des émétiques, des purgatifs, des sudorifiques, &c. ;

11°. La renaissance des lettres en Europe ;

12°. L'augmentation progressive du froid et de l'humidité de l'air, démontrée par les observations des physiciens modernes.

§. 92.

Il suit de là que nous pouvons déjà démontrer *à priori,* ce que l'expérience journalière confirme également, que la majeure partie des maladies, dont la pauvre espèce humaine est affligée, viennent de faiblesse. C'est probablement la raison pour laquelle l'esprit humain s'est toujours efforcé à augmenter le nombre des excitans positifs, tandis que le catalogue des stimulans négatifs (*affaiblissans*) depuis Hypocrate jusqu'à nous, a été proportionnellement peu augmenté. Que l'on ouvre les traités de matière médicale des médecins anciens et modernes, et l'on sera surpris du grand nombre des stimulans positifs (*fortifians*) qui s'y trouvent.

§. 93.

Les excitans positifs conviennent dans les convalescences de presque toutes les maladies; car même celles hypersthéniques sont le plus souvent accompagnées de faiblesse, et exigent l'usage des stimulans positifs, parce qu'on réussit rarement à assortir les affaiblissans assez exactement au degré de l'hypersthénie, pour qu'il n'y ait pas une diminu-

tion trop considérable de l'énergie de l'incitation, d'où naît une légère asthénie directe.
Les symptômes ordinairement très - violens
dans les hypersthénies un peu graves, sont
souvent cause qu'on les combat avec un trop
grand nombre de stimulans négatifs ; au lieu
de ramener l'incitation au degré moyen qui
constitue l'état de santé, on la ramène à un
degré au dessous, d'où survient une légère
maladie d'un caractère opposé ; une faiblesse
de la fonction vitale que l'on est obligé d'attaquer par des stimulans positifs.

§. 94.

Tout stimulant positif agit médiatement sur
l'organisme entier, mais tout agent incitant,
sans en excepter aucun, agit immédiatement, c'est-à-dire, que sa propriété excitante n'est excitante immédiatement que
pour la partie exposée à son impression directe. Sa propriété stimulante sur les autres
organes du corps est seulement médiate,
propagée, parce que chaque mouvement vital
d'une partie agissant en incitation sur les
autres parties en connexion avec elle, les
mouvemens vitaux de celles-ci sont à leur
tour des incitans pour les organes en connexion avec elles, et ainsi de suite, c'est-à-
dire, qu'elle se fonde uniquement sur la
sympathie générale des actions vitales de
tous les organes du corps animé.

§. 95.

Il en est de même des stimulans négatifs. Tout stimulant négatif agit, à la vérité, comme affaiblissant sur l'organisme entier, mais seulement d'une manière médiate. Cet effet ne se communique à toutes les parties du corps, que parce que l'incitation plus affaiblie d'un organe agit en affaiblissant sur les organes adjacens, et qu'on ne peut rien enlever à une partie pour rétablir la rupture de l'équilibre entre toutes les parties, sans que l'organisme entier ne perde quelque chose. Tout stimulant négatif agit primitivement d'une manière purement locale. Il suit de là, que l'action affaiblissante de chaque stimulant négatif sur le corps animé est seulement communiquée, c'est-à-dire, qu'elle n'est que l'effet secondaire de l'impression primitive.

§. 96.

De là il résulte (94 - 95) que l'impression de chaque puissance extérieure, quoiqu'elle n'agisse primitivement que sur une partie, doit se communiquer plus ou moins vîte à toutes les parties organisées que chaque augmentation ou diminution d'énergie de l'incitation dans un organe essentiel, ou qui a quelque influence sur les autres, se répand successivement sur le système entier.

§. 97.

Ces recherches nous mettent à même de résoudre une question de la plus haute importance ; savoir, s'il y a des médicamens spécifiques pour quelques organes individuels du même corps. Cette question peut avoir un double sens ; il est possible d'entendre par stimulans spécifiques, ceux qui agissent de préférence sur un organe, et, dans ce cas, nous pouvons admettre des stimulans spécifiques, vu que l'observation de tous les jours apprend qu'il y a des stimulans qui agissent plus particulièrement sur telle ou telle partie, ce qui vient du degré de la susceptibilité et de la diversité de la forme et du mélange des parties constituantes de ces organes. Tout médecin sait que les cantharides exercent une action spéciale sur les voies urinaires, que l'oxymel scillitique agit spécialement sur la poitrine, &c. Mais on entend par médicamens spécifiques, et c'est le vrai sens que les médecins ont attaché à ce mot jusqu'ici, des stimulans qui n'agissent que sur un ou plusieurs organes déterminés, sans que leur action se communique aux autres parties. On peut se convaincre de la vérité de ce que j'avance ici, en lisant les ordonnances des médecins anti-Browniens. On les trouvera pour la plupart composées d'un grand nombre de remèdes les plus bizarres : l'un de ces remèdes aura un effet destiné à agir sur la poitrine, un autre sur l'estomac, le troisième sur le système cutanée, le quatrième sur les voies urinaires, et ainsi de suite. Mais rien de plus faux que les idées que l'on s'est formées de l'action spécifique de différens médicamens ; l'incitabilité étant une propriété une et indivisible de tout l'organisme (1), et chaque partie organisée, agissant en incitant sur les parties adjacentes, il est évident que l'impression de chaque stimulant, soit positif, soit négatif, doit, de toute nécessité, se communiquer à toutes les parties de l'économie vivante, et que, par conséquent, il n'y a pas de stimulans spécifiques proprement dits.

§. 98.

Cette assertion est pleinement confirmée par l'expérience, qui apprend que l'accroissement de la somme des stimulans positifs augmente l'énergie de l'incitation dans tous les organes, et que l'action des stimulans négatifs diminue visiblement dans toutes les parties, la force de la fonction vitale. L'observation journalière prouve que l'on peut

---

(1) *Voyez mes Recherches sur la pathogénie.*

guérir radicalement les maladies universelles par l'usage des excitans positifs ou négatifs, quelle que soit la partie du corps à
laquelle on les applique.

§. 99.

Quand même l'incitabilité ne serait pas
une propriété une et indivisible de tout le
systême, et qu'il y aurait des stimulans spécifiques, c'est-à-dire, des agens excitans qui
n'agiraient que sur des parties déterminées
du corps, il serait toujours vrai de dire que
chaque stimulant agit médiatement sur l'organisme entier, en raison de la connexion
synthétique de toutes ses parties entre elles ;
d'après cela l'admission des stimulans spécifiques ne renverserait pas les principes fondamentaux de la nouvelle théorie médicale
de *Brown*, qui aurait toujours eu raison de
dire que les stimulans ont le même effet
général ; savoir, que les excitans positifs
diminuent, et que ceux négatifs accumulent la susceptibilité, qu'ils jouissent de la
propriété d'entretenir la santé, la vie des
êtres organisés, de produire les maladies,
de les guérir ou d'amener la destruction des
organismes individuels.

§. 100.

Il arrive souvent que des malades témoignent une grande répugnance pour certains médicamens, tels que la valériane, les extraits amers, le camphre, le musc, &c. A peine ont-ils avalé ces substances, qu'ils font des contorsions extraordinaires avec la bouche, qu'il survient des vomissemens, des douleurs et des crampes d'estomac, &c. ; enfin les malades assurent qu'ils préfèrent mourir à continuer l'usage de ces sortes de remèdes.

§. 101.

Il ne reste alors point d'autre ressource au médecin, que de recourir à la persuasion, de convaincre le malade que c'est le meilleur médicament qu'on puisse lui donner, et chez les jeunes gens ou les enfans, d'employer la force. Le palais s'accoutume bientôt au remède, il reste dans l'estomac et produit l'effet désiré.

§. 102.

Quand la répugnance, les accidens fâcheux, les vomissemens, les cardialgies, &c., ne cessent pas, on parvient ordinairement à les calmer en diminuant la dose, en attendant un moment plus calme pour administrer les médicamens, en choisissant un véhicule plus agréable, le malade les prend alors aisément, en observant de lui frotter

les narines avec des esprits volatils fortement odorans, qui empêchent l'odorat d'ê-
tre affecté d'une sensation désagréable. Un
ou plusieurs de ces remèdes suffisent ordinairement pour faire disparaître les symptômes fâcheux dont nous parlons. Si cependant la répugnance continuait, on combi-
nerait les médicamens avec les suivans, tels
que les écorces de cannelle, d'orange, l'é-
ther sulfurique, la liqueur anodine, l'huile
de menthe poivrée, de fenouil, &c. Après
quelques doses données à des intervalles
plus éloignés, les accidens disparaissent.

§.ᵉ 103.

L'observation apprend qu'il y a certains
individus, mais en très-petit nombre, qui ne
peuvent supporter les plus petites doses de
quelques médicamens déterminés. Il survient des nausées, des vomissemens continus
et abondans, un accroissement sensible de
l'affection générale et locale. En ce cas, il
faut substituer un autre remède à celui précédemment employé, et ordinairement on a
la satisfaction de voir disparaître les accidens
fâcheux.

§. 104.

On peut introduire de différentes manières
les médicamens dans le corps humain :

1°. Par la *bouche* et l'*estomac* ce qui ne peut avoir lieu dans l'impossibilité absolue d'avaler, par exemple, lors des tumeurs locales de la gorge, d'une répugnance invincible du malade pour les médicamens, de la constriction spasmodique de l'œsophage, du vomissement continu.

2°. Par les *poumons*. On conseille cette application dans les vices topiques des organes respiratoires, au moyen des vapeurs, et dans les infirmités de la gorge qui empêchent le malade de se gargariser.

3°. Par la *surface de la peau* : cette application a lieu, lorsqu'il est impossible d'administrer quelque chose au malade par la bouche ou autrement, dans les maladies locales de la peau, le mal vénérien, &c., et quand le malade refuse absolument de prendre aucun remède.

4°. Par l'*intestin rectum*, au moyen des lavemens, lorsqu'on ne peut pas donner les médicamens au malade par la bouche, et que l'application par la peau est insuffisante: cette application convient dans toutes les affections locales du tube intestinal.

§. 1o5.

Les eaux distillées des plantes aromatiques sont des substances médicamenteuses très-excitantes et très-agréables ; elles corrigent le mauvais goût de plusieurs remèdes et leur servent de véhicule. Etant très-chères, la fortune du malade s'oppose souvent à leur emploi : il est vrai qu'on peut les remplacer en quelque sorte par les infusions de ces plantes; cependant les propriétés excitantes des eaux distillées l'emportent sur celles de ces infusions. *M. le conseiller d'état Fourcroy* a proposé un procédé très-simple et très-économique pour préparer les eaux distillées aromatiques. On jette dans de grandes masses d'eau pure et fraîche (sur chaque once d'eau une ou deux gouttes), quelques gouttes d'huile volatile, on agite quelque temps ce mélange, puis on le laisse reposer pour éclaircir la liqueur et séparer la portion d'huile non dissoute. Après cette opération si simple, l'eau est devenue très-aromatique, très-odorante, et quelquefois même plus que celle qu'on distillerait à grands frais sur une matière végétale trop dépourvue d'huile.

§. 106.

La dose des médicamens doit être proportionnée au degré de la susceptibilité dont l'organisme du malade est doué, laquelle varie suivant l'âge, le sexe, le climat, la manière de vivre, les habitudes contractées, certains périodes de la vie, la constitution individuelle, la saison de l'année, &c. En hiver le corps animé est plus incitable qu'au printems, en été et en automne; de même le matin la susceptibilité est plus abondante que pendant le jour et au soir : c'est pourquoi il faut donner au matin (toutes choses d'ailleurs égales) les remèdes en moindre dose que pendant le jour.

§. 107.

Pour porter la matière médicale au plus haut point de perfection qu'elle puisse atteindre, il faudrait avoir des connaissances exactes des principes constitutifs des médicamens et de la proportion suivant laquelle ces principes sont mélangés. Il faudrait de plus avoir des connaissances non moins précises des lois qui gouvernent le corps animal, de ses principes constitutifs, de leurs mélanges, &c.

§. 108.

Les traités de matière médicale des médecins anti-Browniens sont chargés d'une quantité énorme de médicamens, dont un grand nombre est parfaitement superflu. Je pense que les remèdes pharmaceutiques, dont la liste se trouve renfermée dans cet ouvrage, sont plus que suffisans pour guérir toutes les maladies universelles dues à l'hypersthénie ou à l'asthénie de l'incitation.

§. 109.

Nous avons vu plus haut (33—35), que l'incitabilité, dont chaque corps individuel est doué, tend sans cesse à conserver l'unité et la régularité de toutes les opérations vitales, et à défendre l'organisme contre l'action destructive et assimilatrice de la nature externe; que le dérangement de l'équilibre entre les facteurs de l'incitabilité est toujours le produit de l'action des influences du dehors; que par conséquent la santé est due à l'activité énergique du principe vital, et que la maladie est occasionnée par les obstacles qui s'opposent à la libre action de celui-ci.

§. 110.

De là il résulte (109), qu'aussi longtemps que le principe vital est actif dans un organisme individuel, il doit sans cesse tendre à éloigner le dérangement des fonctions vitales, et à conserver leur unité, leur intégrité.

§. 111.

Il est donc évident que le principe de vie est la condition positive de la guérison.

§. 112.

Les influences extérieures produisent sans

cesse un dérangement des fonctions vitales, que l'incitabilité s'efforce d'éloigner en ramenant l'équilibre entre les facteurs de la vie. Elles tendent à détruire le corps animé et à s'assimiler à l'organisme universel. Elles ne peuvent donc jamais être des moyens directs pour obtenir la guérison d'une maladie quelconque.

§. 113.

Mais le changement produit dans l'organisme par l'impression des objets extérieurs, donne au principe vital la force et la direction nécessaires au maintien de la santé ou au rétablissement de l'harmonie des fonctions vitales, à moins que leur action ne soit trop violente, auquel cas elles détruisent les fibres organiques exposées à leur influence.

§. 114.

J'ajouterai à ceci, que plusieurs influences extérieures doivent nécessairement, lorsque la maladie est une fois survenue, amener sans cesse de nouveaux dérangemens, tandis que d'autres circonstances déterminées peuvent éloigner ces sortes d'influences, et empêcher par là qu'elles ne nuisent à l'activité du principe vital.

§. 115.

§. 115.

Le principe vital n'est capable de ramener la santé et d'éloigner la maladie, que dans les cas où son activité ne rencontre pas des obstacles insurmontables, et qu'elle est convenablement soutenue par l'influence des puissances extérieures.

§. 116.

Il suit de là (§ 114—115) que les influences extérieures contribuent à la vérité sous plusieurs rapports à la guérison de la maladie, mais uniquement d'une manière indirecte et médiate. Leur manière d'agir consiste,

1°. En ce que par leur action sur le corps animé, elles donnent à l'énergie vitale la direction convenable au rétablissement de l'harmonie entre les diverses fonctions;

2°. En ce qu'elles éloignent des puissances nuisibles qui entretiendraient le désordre des fonctions vitales, et s'opposeraient à l'activité du principe de vie.

§. 117.

De plus, il résulte de ce que je viens de dire (§ 109—117), que le principe vital seul, sans une influence favorable des puissances extérieures, est aussi peu capable de guérir la maladie, que ne le sont ces forces externes, sans

E

le concours de l'énergie vitale ; que, par conséquent, la cause de la guérison est l'effet de l'action réunie du principe vital et des objets externes.

§. 118.

L'hypersthénie de l'incitation étant due à un excès de force, qui produit une rupture d'équilibre entre les différentes fonctions vitales, il est évident que sa guérison exige l'usage des remèdes capables d'affaiblir l'énergie trop exaltée de l'incitation, ce que l'on obtient par l'emploi des stimulans négatifs, ou par la diminution des excitans positifs.

§. 119.

L'affaiblissement de l'énergie de l'incitation peut s'obtenir de trois manières.

1°. Par une diminution considérable ou une abstinence totale de certains stimulans positifs auxquels le malade était habitué, tels que l'abstinence ou un usage plus modéré des alimens substantiels, des boissons spiritueuses ; un régime plus froid, une diminution dans ses exercices ordinaires, de l'influence des passions excitantes, des travaux du corps et de l'esprit, l'obscurité de la chambre où le malade est couché.

2°. Par l'usage des stimulans négatifs insolites. Cette méthode consiste à user de toutes les substances dans lesquelles prédomine l'oxigène, comme les acides, les végétaux acidules, les sels neutres, terreux et métalliques, les passions affaiblissantes, &c.

3°. Par la soustraction des stimulans positifs contenus dans les cavités de l'organisme, cette méthode affaiblissante consiste dans la saignée, les ventouses scarifiées, les sangsues, les purgatifs, les émétiques, les vésicatoires, les sudorifiques, &c.

§. 120.

Plusieurs objets extérieurs, sur-tout plusieurs des soi-disant substances médicamenteuses, agissent d'une manière directe comme affaiblissans de la deuxième classe, et d'une manière indirecte comme débilitans de la troisième; tels sont tous les médicamens dans lesquels l'oxigène est le principe dominant, en tant qu'ils excitent le vomissement, la sueur, des selles fréquentes et fluides, la salivation, &c.

§. 121.

Dans les légères hypersthénies, la première méthode affaiblissante suffit pour ramener la santé, dans celles plus graves, la deuxième convient, et dans les hypersthénies les plus violentes, ces trois méthodes débilitantes doivent être employées.

§. 122.

L'hypersthénie de l'incitation n'est entièrement guérie que lorsqu'au moyen de la méthode affaiblissante, l'énergie vitale de chaque organe du corps est ramenée au rapport régulier, dans lequel elle doit se trouver avec celle de toutes les autres parties de l'organisme.

§. 123.

Donc, afin de guérir complétement l'hypersthénie, il faut que chacune de ces trois méthodes curatives soit dirigée de manière à ce qu'elle convienne principalement à la mixtion spécifique des organes hypersthéniquement affectés; il faut, autant qu'il est possible, employer pour chaque organe qu'on veut affaiblir, des stimulans négatifs, agissant particulièrement sur ces organes déterminés. Quoique l'affaiblissement d'une partie, produit par l'action des stimulans négatifs, se répande successivement sur le système entier, cependant on obtient plus promptement la guérison des hypersthénies, principalement de violentes, en employant à la fois un certain nombre des excitans négatifs qui agissent sur plusieurs organes du corps animé.

§. 124.

L'expérience a appris que le tartre émétique agit particulièrement sur l'estomac, la plupart des sels neutres, la manne, &c., agissent sur les gros intestins, les oxides mercuriaux sur les glandes salivaires, le vinaigre et les préparations antimoniales sur le système cutanée, et ainsi de suite.

§. 125.

L'évacuation des humeurs que produisent quelques stimulans négatifs, ne survient que quand leur action affaiblit considérablement l'énergie vitale des organes déterminés exposés à leur influence (1). Employés en petite quantité ils ne font qu'affaiblir les organes de la digestion, mais administrés à grandes doses, outre cet affaiblissement, ils produisent une évacuation plus ou moins grande des fluides, suivant le degré de leur impression.

§. 126.

La guérison de chaque maladie hypersthénique exige donc un emploi particulier de ces moyens affaiblissans ; c'est ainsi que dans les affections hypersthéniques des organes digestifs, il faut interdire principalement

____

(1) *Voyez mon Traité de la méthode affaiblissante.*

au malade les alimens succulens, les liqueurs spiritueuses ; dans la pneumonie hypersthénique, avoir recours à la saignée; dans la rougeole, la variole hypersthénique, à l'action du froid sur le système cutanée, &c., ce qui n'est pas absolument nécessaire, au moins au même degré, dans toutes les autres formes de maladie hypersthénique.

§. 127.

La dose des stimulans négatifs doit être proportionnée à la violence de l'hypersthénie, à la constitution individuelle du malade, à ses habitudes, sa manière de vivre, ses besoins, son âge, &c.

§. 128.

Quand on pousse trop loin quelqu'une de ces méthodes affaiblissantes, il survient une asthénie directe de l'incitation, qui exige l'emploi des excitans positifs.

§. 129.

L'asthénie étant due à une diminution trop considérable de l'énergie de l'incitation et à une désharmonie entre diverses fonctions du corps organique, sa guérison ne peut s'obtenir que par une augmentation des stimulans positifs, ou par une diminution de l'action des stimulans négatifs accoutumés ou insolites.

§. 130.

On peut, par conséquent, augmenter de trois manières l'énergie de l'activité vitale ;

1°. Par l'abstinence ou par un usage plus modéré des stimulans négatifs accoutumés, tels que des alimens salés, acidules ou peu nourrissans, des boissons aqueuses et acidules, l'air froid, l'inaction du corps et de l'esprit, des affections tristes de l'ame, &c. ;

2°. Par l'augmentation des stimulans positifs accoutumés, comme des alimens plus substantiels de facile digestion, des boissons plus spiritueuses, une plus grande chaleur, des frictions, des fomentations chaudes, des passions et des affections agréables, des impressions de la même nature sur les sens, l'exercice du corps, &c. ;

3°. Par l'emploi des stimulans positifs insolites ; à ceux-ci appartiennent particulièrement les substances médicamenteuses dans lesquelles prédomine l'hydrogène.

§. 131.

La première méthode convient dans les plus légères asthénies, la seconde dans celles plus graves, et enfin la troisième, dans celles montées au plus haut point d'intensité. Il est inutile d'observer que toutes les fois que la troisième méthode est indiquée, la première et la seconde le sont également. Chacune de ces trois méthodes curatives doit être assortie au degré de l'asthénie, à l'âge, à la constitution individuelle du malade, à sa manière de vivre, ses habitudes, son idiosyncrasie, &c.

§. 132.

La guérison radicale et complète des maladies asthéniques ne peut avoir lieu que quand l'activité vitale de chaque organe a été ramenée à son état naturel par rapport aux autres parties du corps vivant.

§. 133.

Plus l'énergie vitale des organes assimilateurs est affaiblie, ou, ce qui revient au même, moins ils sont capables d'assimiler, moins ils sont en état de digérer des alimens dont la cohésion spécifique est difficile à vaincre. Donc, plus l'asthénie frappe particulièrement les organes de la digestion, plus la nourriture doit être fluide, et plus on doit la donner en petite quantité à la fois. On prescrira d'après cela, en petite quantité, et souvent répétés, des bouillons de viande assaisonnés d'épices, des œufs frais, du vin généreux.

§. 134.

Ce que je viens de dire des alimens est applicable aux médicamens indiqués dans les asthénies, où souffrent particulièrement les organes digestifs ; c'est alors le cas d'administrer l'opium, le musc, les huiles essentielles, l'éther sulfurique, la liqueur anodine ; puis le camphre, les alkalis volatils, les baumes, les aromates forts, les plantes, racines et fleurs aromatiques. En général, les écorces, le fer sont difficiles à digérer, parce que leur cohésion est plus forte et plus difficile à vaincre.

§. 135.

Quand l'asthénie des organes digestifs est portée au plus haut degré, il arrive souvent qu'ils ne peuvent supporter les moindres doses de médicamens, alors il ne faut pas agir directement sur eux, mais sur les organes qui sont en connexion ou sympathie avec eux. De là l'utilité des stimulans positifs sur les organes cutanées, tels que l'abdomen, la région de l'estomac, les extrémités. On emploie, à cet effet, des frictions douces, des embrocations faites avec du camphre dissous dans de l'esprit-de-vin, &c., des fomentations chaudes et aromatiques, des bains tièdes, &c.

§. 136.

Moins la faiblesse des organes de la digestion est grande, moins il est nécessaire d'employer des médicamens et des alimens faciles à assimiler.

Les bouillons de viande, les œufs frais, &c., sont de facile digestion ; les viandes blanches, tendres et bien cuites, quoique plus difficiles à digérer, le sont cependant moins que les viandes noires.

§. 137.

La guérison des maladies asthéniques n'est complette que quand chaque organe est ramené à son état naturel ; à cet effet, on emploiera des substances médicamenteuses assorties particulièrement à la mixtion spécifique de chaque partie. Les stimulans les plus convenables pour le système circulatoire, les glandes, &c., sont un sang énergique d'une bonne qualité, pour les poumons, un air pas trop oxigéné et purifié d'agens incitans négatifs ; pour les organes de la digestion, lorsque la faiblesse sera très-considérable, des opiats, des huiles douces et éthérées, et quand l'asthénie est moindre, des médicamens aromatiques ; dans les plus légères asthénies, des amers, le fer, &c. ; pour le système urinaire, certaines huiles éthérées, la scille, la digitale pourprée ; pour le système cutanée, des frictions, des embrocations volatiles, des

bains chauds ; pour les organes moteurs,
un exercice modéré ; pour la vue, une lumière douce ; pour le cerveau, des passions
excitantes et agréables, &c.

§. 138.

L'accroissement de l'énergie de l'incitation de chaque organe se communiquant insensiblement au corps entier (§. 94 — 96), il
est évident que chaque augmentation de la
force de l'incitation d'un organe quelconque, produite par les stimulans positifs,
sur-tout lorsqu'elle n'est pas trop violente,
contribuera en quelque sorte, plus ou moins
à la guérison de la maladie asthénique,
quelle que soit d'ailleurs sa forme. Mais on
parviendra plus promptement au but qu'on
se propose, en agissant, autant que possible,
sur les organes idiopathiquement affectés,
ou du moins sur ceux qui sont en connexion
avec eux.

§. 139.

Il résulte de ce que je viens de dire (§.
138) que l'accroissement des stimulans positifs appliqués sur plusieurs endroits du
corps, contribuera efficacement à la cura-
tion des maladies asthéniques portées au
plus haut point d'intensité.

§. 140.

De là il suit (§. 138 — 140) que dans les asthénies très-violentes, les bains chauds, les fomentations chaudes et aromatiques, les frictions volatiles avec une flanelle chaude, les cataplasmes chauds, doivent, de toute nécessité, produire un bon effet; l'expérience est d'accord avec ce que j'avance ici, en apprenant que ces remèdes sont ordinairement couronnés d'un heureux succès dans le synoch, le typhus, la pneumonie asthénique, &c.

§. 141.

Une maladie asthénique n'est complétement et radicalement guérie, que quand les influences ordinaires et accoutumées suffisent pour maintenir l'énergie de l'incitation qui constitue l'état de santé. D'après cela il est évident que plus la maladie asthénique diminue, plus l'énergie de l'incitation devient forte, moins il est nécessaire d'employer des stimulans positifs insolites, ou ceux accoutumés, en grande force et quantité; le traitement curatif ne doit alors consister que dans l'abstinence totale, ou un usage très-modéré des puissances stimulantes négatives.

§. 142.

Ainsi, plus la maladie approche de sa fin ou de la convalescence , plus il est nécessaire de revenir insensiblement aux excitans positifs auxquels le malade était habitué dans l'état de santé.

§. 143.

Il est nécessaire de changer souvent d'excitans positifs, afin que l'organisme ne s'accoutume pas aux mêmes remèdes, qui alors cesseraient d'être des stimulans convenables. L'excitant positif que l'on substitue à celui précédemment employé, doit toujours être proportionné au degré de l'asthénie. Ainsi à l'opium on substitue le camphre, et l'on remplace ce dernier, s'il ne produit pas assez promptement le succès qu'on en espérait, par un autre excitant tout aussi efficace, tel que le musc.

§. 144.

Les émétiques et les purgatifs ne sont indiqués dans les maladies asthéniques que dans les cas où elles sont compliquées d'un vice local des organes digestifs, ce qui arrive rarement.

§. 145.

Lorsqu'on a poussé trop loin la méthode

excitante positive, l'asthénie se change en hypersthénie, et celle-ci souvent en asthénie indirecte.

§. 146.

On a vu précédemment que l'asthénie était tantôt directe, tantôt indirecte; ce qu'on a dit jusqu'ici est applicable, en général, à la guérison de l'une et de l'autre. Nous examinerons actuellement quel traitement curatif convient à chacune d'elles.

§. 147.

Dans l'asthénie directe l'énergie vitale est affaiblie et la susceptibilité accumulée proportionnellement au degré de la maladie. Au contraire, dans l'asthénie indirecte, au moment de sa naissance, l'activité vitale est augmentée et la susceptibilité diminuée. La susceptibilité ne s'accumule que pendant l'ascendance de l'asthénie indirecte, et elle augmente alors nécessairement. Mais cet accroissement de la susceptibilité est accompagné d'une diminution proportionnelle de l'énergie vitale, de manière que l'asthénie indirecte, abandonnée à elle - même, se change en asthénie directe.

§. 148.

Dans chaque espèce d'asthénie directe et

indirecte, l'action des stimulans positifs in-
térieurs et extérieurs est trop faible pour
donner une énergie convenable à l'activité
vitale. Dans l'asthénie directe cette action
est intrinséquement plus diminuée, soit par
une diminution réelle des excitans positifs,
soit par l'accroissement de ceux négatifs, soit
par ces deux causes à la fois, tandis que dans
l'asthénie indirecte elle se trouve également
diminuée jusqu'à un certain point, mais seulement relativement, c'est-à-dire, par rapport à l'augmentation trop considérable de
la susceptibilité.

§. 149.

Plus la susceptibilité est augmentée, moins
l'énergie vitale a besoin de l'action des stimulans positifs extérieurs pour redonner de
la force aux fonctions de divers organes.

§. 150.

Ainsi, plus la susceptibilité est accumulée, (§. 149) plus une faible augmentation des stimulans positifs suffit pour accroître l'énergie de l'incitation et opérer la guérison de la maladie. Donc, plus le degré de
l'asthénie directe est élevé, d'autant moindre
doit être l'augmentation des excitans positifs, sur-tout pour les fibres organiques,
principalement attaquées de faiblesse.

§. 151.

Plus la susceptibilité est accumulée et plus l'énergie vitale est affaiblie, ou, ce qui revient au même, plus est haut le degré de l'asthénie directe, d'autant moindre doit être, à la fois, l'augmentation des stimulans positifs pour effectuer la guérison.

§. 152.

De là il suit (§. 150 — 151) que plus le degré de l'asthénie directe est haut, plus, par conséquent, l'augmentation de la somme des stimulans positifs doit être grande, et plus cette augmentation, faite instantanément, sera faible, plus il sera nécessaire de rapprocher les intervalles dans lesquels les excitans positifs doivent être administrés.

§. 153.

Au contraire, moins le degré de l'asthénie directe sera élevé, plus l'accroissement instantané des stimulans positifs devra être considérable, et plus il sera nécessaire d'éloigner les intervalles dans lesquels on donne les excitans positifs.

§. 154.

L'asthénie indirecte est caractérisée par une

une diminution de la susceptibilité proportionnée à la violence de l'hypersthénie qui a précédé. L'énergie vitale etant affaiblie à cause du dérangement de l'équilibre entre les facteurs de la vie, il est évident que la guérison de cet état morbifique ne peut s'obtenir qu'en rétablissant ce rapport régulier, par l'entremise des stimulans positifs extérieurs.

§. 155.

Donc, pour guérir l'asthénie indirecte, il faut employer les excitans positifs de manière que l'activité vitale rentre insensiblement dans un rapport régulier avec la susceptibilité, tant dans l'organisme entier, que dans chacune de ses parties, conformément à la mixtion particulière de chaque organe.

§. 156.

Mais, plus la susceptibilité est diminuée, plus l'augmentation de la force des stimulans positifs doit être grande pour donner une détermination énergique à l'activité vitale, et *vice versa*.

§. 157.

Plus le degré de l'asthénie indirecte est élevé, plus grande doit être l'augmentation des stimulans positifs pour en obtenir la guérison.

§. 158.

Quoique l'accroissement des stimulans positifs, nécessaire pourguérir la faiblesse indirecte, doive être d'autant plus considérable que le degré de l'asthénie indirecte est plus élevé, il ne doit cependant pas être entièrement proportionné à la diminution de la susceptibilité ou même la surpasser. Car, dans le premier cas, les facteurs de l'incitabilité resteraient éloignés entre eux dans la même proportion de leur rapport convenable; et dans l'autre cas, cette disproportion devenant encore plus considérable, il en résulterait une véritable hypersthénie qui pourrait facilement se changer en un très-haut degré d'asthénie.

§. 159.

Plus l'asthénie diminue, plus la susceptibilité s'est accumulée, plus l'activité vitale a récupéré de son énergie, d'autant moindre doit être l'accroissement instantanée des stimulans positifs, afin d'achever la guérison de la faiblesse indirecte.

§. 160.

De là il suit (§. 158 — 159) que dans l'as-

thénie indirecte, l'augmentation des stimulans positifs doit monter au plus haut degré
dans le début, puis diminuer en proportion
du décroissement de la maladie.

§. 161.

L'asthénie indirecte abandonnée à elle-
même, ou lorsqu'elle n'est pas traitée par
des stimulans positifs efficaces et assortis à
son degré, se change en faiblesse directe
qui exige le traitement curatif indiqué plus
haut.

§. 162.

L'ypersthénie et l'asthénie ne pouvant pas
exister en même temps dans le même organisme dans un état permanent, (1) il est évident que la combinaison des stimulans positifs et de ceux négatifs est absurde et contraire aux principes d'une saine théorie.

§. 163.

L'hypersthénie de l'incitation étant produite par une augmentation trop considérable de l'action des stimulans positifs, et l'asthénie par l'effet d'une diminution trop
grande des excitans positifs accoutumés,

---

(1) *Voyez ma Pathogénie, pag. 239 et suivantes.*

ou de l'impression des stimulans négatifs, il suit de là que, pour que l'hypersthénie et l'asthénie pussent exister à la fois, d'une manière permanente, dans le même corps, il faudrait supposer qu'un accroissement et une diminution considérable des puissances stimulantes existassent simultanément dans le même organisme, chose impossible, puisque chaque augmentation de l'action des stimulans positifs produit un accroissement de l'énergie de l'incitation, et que l'incitation de chaque partie agit en stimulant positif sur tout l'organisme, (§. 96 — et 98) donc chaque accroissement de l'incitation doit se communiquer insensiblement au corps entier. De même chaque diminution de l'énergie de l'incitation se répandant successivement sur toutes les parties de l'économie vivante, il en résulte insensiblement une diminution de l'incitation dans tout l'organisme.

§. 164.

S'il est donc vrai que l'augmentation ou la diminution de l'incitation se répand insensiblement dans tout l'organisme, il est impossible que l'accroissement et la diminution de l'ncitation puissent coexister d'une manière permanente dans le même corps, au

point qu'il en résulte la disproportion nécessaire à l'existence de l'hypersthénie et de
l'asthénie ; donc ces deux états *morbifiques*
sont opposés l'un à l'autre ; donc ils ne peuvent exister coïncidemment, d'une manière
permanente, dans le même organisme.

§. 165.

Les complications dans les maladies universelles sont, si je puis m'exprimer ainsi,
des écueils célèbres en naufrages. Elles ont
toujours été l'opprobre de l'art ; elles rendent inutiles tous les efforts du médecin , et
la seule consolation qu'elles lui laissent, c'est
d'y trouver un asyle contre les traits que la
médisance leur décoche quand un individu
attaqué d'une maladie *compliquée* meurt
entre leurs mains. Et en effet, quelles excuses
plus recevables que les leurs ? il fallait combattre deux maladies opposées, et les remèdes qui guérissaient l'une fortifiaient l'autre ;
voilà où conduisent des idées hypothétiques,
d'ingénieuses erreurs, des systêmes de cabi-
net, l'oubli enfin de la nature. Voilà comme
on rend à la fois nuisible et dérisoire, l'art
le plus utile et le plus estimable qui fut jamais.

Ire. CLASSE.

STIMULANS POSITIFS.

(Fortifians.)

Ire. SECTION.

Stimulans positifs permanens, ou stimulans du premier degré de force.

Semences de fenouil, semina fœniculi.

LE fenouil est un faible stimulant positif, qui, par conséquent, convient dans les légères asthénies. On en fait usage :

1°. Dans les affections asthéniques de la poitrine, comme la *toux chronique*, l'*asthme*, &c.

2°. Dans la faiblesse des organes assimilateurs, les *flatuosités*, les *coliques venteuses*, la *dyspepsie*, &c.

Mode d'administration. On prescrit les semences de fenouil en poudre avec du sucre blanc, de la cannelle, du quinquina, à la dose d'un gramme (*18 grains*) et au-delà.

Eau de fenouil. C'est un excellent fortifiant, qui est indiqué dans toutes les maladies où les semences de fenouil conviennent; on lui ajoute la liqueur anodine, l'éther sulfurique, la teinture d'opium, &c. On la donne à la dose d'une cuillerée et au-delà.

L'eau de fenouil a un goût très-agréable, et par cette raison convient particulièrement aux enfans et aux femmes délicates.

Mélisse, herba melissæ.

L'herbe de mélisse jouit des mêmes propriétés que la menthe poivrée, toutefois à un degré plus faible.

Mode d'administration. On prescrit l'herbe, en infusion, à la dose de 8 à 12 grammes (*2 à 3 gros*); et en poudre, depuis un demi jusqu'à un gramme (*9 à 18 grains*).

On l'emploie extérieurement avec d'autres herbes aromatiques en fomentations et en cataplasmes.

L'eau de mélisse est aromatique et jouit de légères propriétés excitantes ; on l'administre à la dose d'une cuillerée avec la liqueur anodine, la teinture d'opium, l'éther sulfurique, &c. , dans tous les cas où l'eau de menthe poivrée est indiquée.

Petite centaurée, herba centaurii minoris.

On se sert communément, non de la racine, mais de la tige et des sommités fleuries de petite centaurée. Cette plante est un excellent stimulant positif, et pourrait, dans un grand nombre de cas, avantageusement remplacer le quinquina. On la désigne vulgairement dans certains pays sous le nom de plante *fébrifuge*. Elle jouit des propriétés départies à tous les amers, et convient surtout :

1°. Dans la *faiblesse chronique* du tube intestinal, unie à des stimulans volatils, tels que l'éther sulfurique, la teinture d'opium, &c.

2°. Dans les légères *fièvres intermittentes*.
3°. Dans l'*hydropisie*, l'*arthritis*, &c.
4°. Dans la *cachexie*, les *pâles couleurs*, &c.

Mode d'administration. On donne l'infusion vineuse de petite centaurée, préparée à froid, à la dose d'une cuillerée et au-delà. Cette infusion se prépare de la manière suivante : on prend 64 grammes (*2 onces*) de cette plante, 32 grammes (*1 once*) d'écorce d'oranges que l'on fait digérer à froid, pendant cinq ou huit jours, dans un kilogramme et demi (*3 livres*) de bon vin blanc.

Racine de scille, radix squillæ.

La scille est un des meilleurs stimulans permanens ; cette substance prise en petite quantité, stimule spécialement les glandes muqueuses de la poitrine et les voies urinaires, ce qui lui a mérité la préférence dans les maladies asthéniques de ces organes. Elle irrite excessivement l'estomac et les intestins, et fait naître des nausées, le vomissement, la diarrhée, quand elle est donnée à trop grande dose. C'est pourquoi lorsqu'on veut qu'elle agisse en stimulant positif, il faut la prescrire à petites doses, commencer par un demi-décigramme (*1 grain*), puis un décigramme (2 *grains*), et s'élever ensuite à des doses plus considérables ; on doit en diminuer la quantité aussitôt qu'elle devient purgative, parce qu'elle agit moins alors sur les voies urinaires, et qu'elle peut affaiblir.

Prise à trop grande dose, elle agit à la manière des poisons. On a vu survenir des tranchées vives, des coliques déchirantes, des mouvemens convulsifs, l'inflammation de l'estomac et la mort. Mais ce même végétal, employé d'après des préparations justes, dans les prescriptions médicinales, devient un remède puissant, dont les avantages sont journellement démontrés par l'expérience.

On en fait principalement usage :

1°. Dans les maladies chroniques des organes respiratoires, comme l'*asthme*, la *toux convulsive*, la *phthisie pulmonaire*, la *pneumonie asthénique*, &c. On l'unit au quinquina, à la valériane, à la bénoite, à la cannelle, &c.

2°. Dans l'*hydropisie ascite*, l'*hydrothorax*; cette racine produit un très-bon effet dans ces maladies, à moins qu'elles ne soient causées par des lésions organiques. Si cependant, dans ces formes de mal-aise, l'estomac est trop affaibli, la scille, comme stimulant permanent, ne convient pas, elle augmenterait la gravité de l'asthénie, et par conséquent entraînerait des suites fâcheuses, il faut alors suspendre son usage, jusqu'à ce que l'on ait fortifié ces organes par l'emploi des stimulans plus diffusibles. On réussit souvent en unissant la scille à un stimulant volatil, tel que l'eau spiritueuse de menthe poivrée, l'eau de cannelle spiritueuse, la cannelle, le vin généreux, la liqueur anodine, l'éther sulfurique, la teinture d'opium, &c.

3°. Dans les *obstructions du foie et de la rate*, accompagnées d'une excrétion rare de l'urine, survenant après les guérisons mal-entendues des fièvres intermittentes, la scille combinée avec le quinquina produit de bons effets, à moins qu'il n'y ait une désorganisation complète.

4°. Dans l'*ardeur asthénique d'uriner*; lorsqu'une inflammation asthénique en est la cause, cet excitant permanent ne convient pas, à raison de l'accumulation excessive de la susceptibilité, il faut différer son usage jusqu'à ce que l'on ait, par des stimulans plus faibles et plus diffusibles, augmenté successivement l'énergie de l'incitation, et que l'on ait éloigné l'inflammation asthénique. Si au contraire l'ardeur d'uriner provient de la rétention d'urine, qui par-là est devenue âcre, on ne doit pas s'abstenir de l'usage de la scille ; en l'employant convenablement et conjointement avec des boissons mucilagineuses, l'urine deviendra tous les jours plus claire, plus abondante, et l'ardeur disparoîtra.

Mode d'administration. On prescrit la scille desséchée à la dose d'un quart de décigramme ($\frac{1}{2}$ *grain*), jusqu'à un décigramme et demi (3 *grains*), donnée à de plus fortes doses, elle provoque souvent le vomissement. On la combine avec d'autres excitans, tels que le camphre, l'opium, le quinquina, la valériane, le calamus aromatique, &c., et pour la rendre plus agréable au goût et à l'estomac, on y ajoute des substances aromatiques, comme l'écorce d'oranges, la cannelle, les semences de fenouil, la noix muscade, &c.

Le *vin scillitique* est un excitant permanent très-énergique, il est particulièrement indiqué :

1°. Dans les *affections chroniques* des organes respiratoires. Cependant il est à observer, que la scille n'est pas un spécifique dans l'hydrotorax et l'ascite, comme le prétendent un grand nombre de médecins; je crois même que les autres stimulans permanens, tels que le quinquina, la benoite, le roseau aromatique, &c., produisent, en général, plus d'effet que cette substance.

2°. Dans l'*hydropisie ascite*, il accroît l'énergie des reins qui, dans cette forme de mal-aise, est plus ou moins affaiblie. Mais qu'on réfléchisse que l'hydropisie est une maladie asthénique trop violente, pour que ce remède seul puisse ramener la santé, d'autant moins qu'on n'ose le donner en grande quantité. C'est pourquoi, outre un régime restaurant, il faut y unir des stimulans permanens, tel que le quinquina, qui est celui qui convient le mieux en cette occasion. La scille n'est qu'un remède curatif secondaire de l'hydropisie.

Mode d'administration. Le vin scillitique se prend à la quantité de 4 à 8 grammes (*1 à 2 gros*), ou on l'ajoute à des potions fortifiantes appropriées à la maladie générale. Donné à trop grandes doses, il excite le vomissement, des nausées, &c.

Le vin scillitique se prépare de la manière suivante : On prend 32 grammes (*une once*) de scille sèche, on la coupe menue, on la met dans un vase bouché; on verse pardessus un demi - kilogramme (*une livre*) de vin d'Espagne ; on fait macérer à froid pendant quelques jours , jusqu'à ce que la scille soit gonflée et bien pénétrée, et que la liqueur ait une belle couleur foncée. On coule à travers un linge , et l'on filtre.

Ecorce d'oranges, cortex aurantiorum.

L'écorce jaune extérieure de l'orange, connue dans les pharmacies sous le nom de *flavedo corticum aurantiorum* , est un bon stimulant permanent , et mérite d'être souvent employée à la place des médicamens exotiques très-chers, tels que le quinquina , l'écorce de quassia, la cascarille, le columbo, &c.

On en fait principalement usage :

1°. Dans les maladies chroniques , telles que la *cachexie,* la *chlorose,* la *faiblesse d'estomac,* la *flatulence,* l'*hypochondrie,* l'*hystérie,* &c. A cet effet, on prescrit l'écorce réduite en poudre à la dose d'un gramme (*18 grains*) jusqu'à 4 grammes (*un gros*) avec de bon vin de Bourgogne ou la teinture d'écorce d'oranges.

2°. Dans les *fièvres intermittentes,* lorsque les organes de la digestion ne sont pas considérablement affaiblis ; en ce cas, elle est souvent préférable au quinquina. On la donne, comme ce dernier, en poudre à la dose d'un à deux grammes (*18 grains jusqu'à un demi-gros*), mêlée avec du vin généreux et une petite dose de quinquina.

3°. Dans les *hémorragies asthéniques*, le *flux immodéré des règles*, les *hémorroïdes fluentes*, à la dose susdite, ou la teinture qui mérite ici la préférence. Dans la *suppression asthénique des menstrues*.

4°. C'est un des meilleurs cordiaques, donné avec du vin, ou on donne la teinture unie aux autres remèdes indiqués en ces circonstances. Dans la *flatulence* qui est, en général, le produit d'une faiblesse locale du tube intestinal, on l'associe aux semences de fenouil, à l'eau de menthe poivrée.

Mode d'administration. On prescrit l'écorce d'oranges, en substance, àla dose d'un jusqu'à 4 grammes (*18 grains à un gros*) avec la valériane, le roseau aromatique, la cannelle, le quinquina, du vin vieux de Bourgogne, &c.

Racine de benoîte, radix caryophillatæ.

La benoîte est un de nos meilleurs médicamens indigènes, et on peut, dans un grand nombre de cas, la substituer au quinquina. On l'emploie :

1°. Dans les *fièvres intermittentes*, lorsque les organes digestifs ne sont pas trop affaiblis, et que la débilité du systême entier n'est pas portée à un trop haut degré. On en prescrit une forte décoction avec la liqueur anodine, l'éther sulfurique, la teinture d'opium, ou on l'administre réduite en poudre avec du quinquina, de la cannelle, des clous de girofle, de l'écorce d'oranges, &c. L'observation apprend que la racine de benoîte guérit souvent ces maladies plus sûrement et plutôt que le quinquina.

2°. Dans le *synoch*, la *pneumonie asthénique*, on la prescrit en décoction, à laquelle on ajoute du camphre, la teinture d'opium, l'éther sulfurique, le musc, &c.

3°. Dans presque toutes les *maladies chroniques*, unie à d'autres remèdes amers et aromatiques.

Mode d'administration. On prescrit la racine de benoîte en décoction à la dose de 48 à 64 grammes ($1\frac{1}{2}$ *à* 2 *onces*) sur un demi-kilogramme (*une livre*) d'eau de fontaine qu'on fait réduire à moitié, on y ajoute des stimulans volatils, tels que la teinture d'opium, l'éther sulfurique, &c., en poudre à la dose de 2 à 12 grammes ($\frac{1}{2}$ *à* 3 *gros*) avec de la cannelle, des clous de girofle, de la serpentaire de Virginie, du camphre, de l'opium, du vin généreux, &c.

Sementine, semen cinnæ.

La sementine est un des anthelmintiques

les plus efficaces ; outre sa propriété anti-vermifuge, elle a l'avantage sur les autres remèdes de cette espèce, de fortifier le corps, lorsqu'elle n'est pas administrée en trop grande dose.

Les naturalistes ont divisé les vers intestinaux en différentes classes, savoir, les *ascarides*, les *trichurides*, les *tœnia*, les *hydatides*, &c.

Il n'est point de viscère dans le corps des animaux, qui ne puisse contenir des vers, si l'on excepte peut - être le cœur, la rate et quelques corps glanduleux.

Les vers s'attachent spécialement aux organes digestifs de l'économie vivante, et s'y gorgent, pour ainsi dire, de notre substance et de nos humeurs.

La faiblesse du tube intestinal est la cause productrice des vers. Cette débilité des voies digestives, considérée comme cause suffisante de la génération vermineuse, est d'autant mieux prouvée, que les enfans y sont généralement plus sujets que les adultes, et l'on n'ignore pas qu'à cet âge les maladies asthéniques de l'appareil gastrique sont plus fréquentes, par l'abus ou le manque de nourriture. On n'ignore pas aussi que les personnes indigentes, les constitutions les plus débiles y sont les plus exposées, ainsi que le sexe, qui est le plus faible. Enfin tous les médecins

médecins savent que les excitans positifs produisent toujours un bon effet dans la diathèse vermineuse, et que les stimulans négatifs y entraînent des suites fâcheuses.

Un mal inévitable dans l'usage des anthelmintiques, c'est qu'on est obligé d'employer des purgatifs, afin d'évacuer entièrement la plus grande partie des vers qui ne sont qu'engourdis ou affaiblis. L'usage des soi - disant vermifuges seuls, ne réussit presque jamais à éliminer les vers hors du corps. C'est pour cette raison qu'on ne peut employer le traitement anthelmintique, lorsque l'individu est attaqué d'un haut degré d'asthénie, parce que par cette méthode on ferait encore plus de mal que les vers ne peuvent en faire pendant long-temps. Lorsque des symptômes urgens nous forcent à employer le traitement anti-vermifuge, alors il faut augmenter en même temps la dose des autres excitans positifs indiqués pour combattre la faiblesse. L'observation a démontré que les frictions faites sur l'abdomen avec les linimens volatils, composés de camphre, d'huiles essentielles et d'opium, des fomentations chaudes, aromatiques, avec de l'esprit-de-vin, des bains chauds, des embrocations sur le bas-ventre avec des extraits amers, produisent un bon effet et contribuent à l'expulsion des vers. Tous ces remèdes sont dans la plupart

G

des cas, d'autant plus salutaires, qu'en général il n'y a que des enfans, des jeunes gens et des femmes qui soient attaqués de vers; chez ces individus la susceptibilité est très - accumulée, et le système absorbant plus actif que chez les adultes.

Pour que les vermifuges puissent exercer immédiatement leur action sur les vers, il est nécessaire que le tube intestinal ne soit pas rempli d'une trop grande quantité de substances alimentaires, il est donc bon de faire un peu jeûner le malade avant de lui administrer ces remèdes. Ce qu'il y a de mieux, c'est de faire jeûner le soir le malade, puis de lui administrer le lendemain le vermifuge.

Mode d'administration. La meilleure manière d'administrer la sementine, c'est de la prescrire en infusion à la dose de 8 à 16 grammes (*2 à 4 gros*) combinée avec d'autres vermifuges, tels que la valériane, la fougère mâle, &c., et des aromates, comme la cannelle, le roseau aromatique, la noix muscade, &c.

On unit à cette infusion un doux purgatif, comme la racine de jalap, une infusion de feuilles de séné, ou une solution des sels neutres, ou on prescrit une potion purgative, après avoir fait usage des vermifuges.

On donne la sementine aussi par cuillerées,

en guise de thé, ou en substance à la dose de 2 grammes ($\frac{1}{2}$ *gros*) sur du pain enduit de beurre ou de miel. On fait de petits gâteaux de sementine, dont l'effet est presque toujours certain. On l'emploie en confections, en teintures, &c. Toutes ces préparations ont l'avantage de conserver les vertus médicinales de cette substance, ce qui n'arrive pas pour beaucoup d'autres remèdes.

Mousse de Corse, helmintochorton.

Le peuple même connaît l'efficacité de la mousse de Corse dans la diathèse vermineuse. Aussi, est-ce le remède anthelmintique le plus journellement usité.

Mode d'administration. Comme l'*helmintochorton* est souvent administré aux enfans, on a imaginé une multitude de procédés pour son administration. On peut le faire prendre dans de l'eau, du lait, des syrops, le mêler avec du miel, des confitures, des confections, en faire une gelée d'une saveur agréable. *M. Cadet*, pharmacien de Paris, prépare, avec cette substance, des petits gâteaux, qui sont d'un usage très-commode. On donne l'helmintochorton depuis 6 jusqu'à 15 décigrammes (*de 12 à 30 grains*), Il faut proportionner la dose aux divers âges. Lorsqu'on a recours à l'infusion ou à la décoction de cette plante, on l'emploie dans une proportion plus considérable. C'est ainsi qu'on en met 16 grammes ($\frac{1}{2}$ *once*) dans 192 grammes (*6 onces*) d'eau de fontaine. On peut y ajouter du lait, du sucre ; on fait aussi un syrop d'*helmintochorton* très en usage.

Limaille de fer, limatura Martis.

Le fer dans son plus grand état de pureté et bien préparé, paraît agir comme un excitant positif, lorsqu'il est employé en quantité, telle que son impression soit proportionnée à l'activité interne. Il excite l'énergie de l'incitation du systême entier, sur-tout des organes digestifs, sur lesquels il agit immédiatement.

On recommande principalement le fer dans les maladies suivantes :

1°. Dans la *chlorose* ou *pâles couleurs*.

2°. Dans les *blennorrhagies* de toute espèce.

3°. Dans l'*hypocondrie* et l'*hystérie*, uni à des aromates et des amers. Dans ces formes de mal-aise, les organes assimilateurs sont ordinairement le plus attaqués. L'estomac supporte difficilement le fer en substance, c'est pourquoi il faut l'associer à des aromates, à des excitans volatils.

4°. Dans l'*atrophie*, le *rachitis*, la *maladie scrophuleuse*.

5°. Dans la *suppression asthénique des règles*.

6°. Dans les *hémorragies asthéniques.* Lorsque, en ce cas, la susceptibilité est très-abondante, les malades ne supportent pas le fer.

7°. Dans la *diathèse vermineuse.*

Mode d'administration. On donne la limaille de fer trois à quatre fois par jour à la dose d'un décigramme jusqu'à un gramme (*2 à 18grai ns*) et au-delà, combinée avec la valériane, l'écorce d'oranges, la cannelle, la noix muscade, les clous de girofle. On la prescrit aussi en pilules avec des extraits amers et les substances susdites.

L'expérience apprend qu'il faut commencer à administrer le fer en petite quantité ; donné à grandes doses dans le début, il occasionne souvent des anxiétés, des crachemens de sang, des hémorragies, une plus grande faiblesse d'estomac.

Le *vin chalybié* est un excellent stimulant permanent ; le vin augmente la vertu excitante du fer, et le malade le supporte mieux que la limaille de fer en substance. On le prescrit à la dose de 4 jusqu'à 64 grammes (*1 gros à 2 onces*).

Ce vin se compose en mettant 32 grammes (*une once*) de teinture de Mars tartarisé, dans un litre (*une pinte*) de bon vin blanc. On fait bien d'y ajouter du quinquina, de la cannelle, des aromates, &c.

Quinquina, cortex Peruvianus.

Le quinquina est le meilleur stimulant permanent que nous ayons, et aucun remède connu ne le remplace parfaitement.

Pour que le quinquina agisse en stimulant salutaire sur l'économie vivante, il faut que le principe positif (*l'hydrogène*) de cette substance soit convenablement développé, afin qu'il puisse agir avec une grande force sur les parties organiques.

Il est donc bien évident que l'écorce du Pérou n'accroîtra l'énergie de l'incitation, que chez les individus qui auront le degré convenable d'énergie vitale nécessaire au développement de ses parties constitutives.

De là il suit que le quinquina, comme fortifiant, n'est pas indiqué chez tous les individus, et dans tous les cas où la présence de l'asthénie exige l'usage des stimulans positifs, pour obtenir la guérison de la maladie. Au contraire, il est contr'indiqué dans toutes les circonstances où l'organisme n'a pas le degré d'énergie convenable pour faire subir au quinquina un changement qui sépare ses parties.

Le premier et le principal degré de ce changement s'opère déjà dans les organes de la digestion. D'où il résulte, qu'il ne suffit pas que l'énergie vitale de tout l'organisme

ait le degré convenable nécessaire au développement des parties constituantes de cette
écorce, mais qu'elle ne convient pas, lorsque
l'estomac est trop faible pour la digérer. Au
contraire, le quinquina est souvent indiqué
malgré la faiblesse de tout l'organisme ,
quand les organes digestifs ont assez de force
pour l'élaborer et séparer ses principes cons-
tituans.

Plus la faiblesse du corps est grande, en général, plus elle est principalement considérable dans les organes digestifs et assimilateurs ; plus les stimulans diffusibles sont indiqués, sur-tout l'opium, et moins les excitans permanens conviennent, particulièrement l'écorce du Pérou. Dès qu'on a rehaussé
l'énergie vitale de l'organisme entier, et sur-
tout des voies digestives, au moyen de l'o-
pium et des autres excitans volatils, tels
que le musc, le camphre, l'éther sulfurique,
la liqueur anodine , la teinture d'opium ,
on peut avoir recours aux remèdes permanens que l'on administre d'abord en petites
doses croissantes, combinées avec une quantité convenable d'excitans diffusibles. On
commence par les prescrire en infusion, ensuite en décoction, puis en poudre, quand
les organes de la digestion ont acquis assez
de force pour les digérer et élaborer.

Supposé même qu'il y ait des cas particuliers, où des malades dont les organes digestifs avaient été très-affaiblis, ont pris du quinquina, et qu'ils ont enfin été guéris, il n'en résulte aucune conséquence défavorable à mon opinion, car il faudrait être sûr que c'est le quinquina seul qui a opéré la guérison, et si elle n'est pas due à d'autres remèdes, ou à une nourriture succulente, à des boissons spiritueuses, &c. Des observations nombreuses ont appris que l'usage du quinquina, dans les maladies asthéniques, où les organes de la digestion sont particulièrement frappés d'un haut degré de faiblesse, loin de les éloigner, en augmente ordinairement la gravité ; il produit des anxiétés, des nausées, des vomissemens, la diarrhée, &c.

Mais il arrive aussi très-souvent que, quoique le malade n'ait point d'appétit, il digère cependant très-bien les alimens qu'il prend, et, dans ce cas, le quinquina fait quelquefois de bons effets. D'ailleurs il est nécessaire d'observer, que les individus robustes, dont les organes digestifs ont toujours été fort énergiques, qui usaient d'alimens grossiers et digéraient très-bien toutes sortes de nourriture, supportent plutôt le quinquina, soit en infusion ou décoction, soit en poudre, que les personnes chez lesquelles on observe le contraire. De là il suit que plusieurs individus, quand même leurs organes digestifs sont dans un bon état, ne peuvent jamais supporter le quinquina, sur-tout lorsqu'on l'administre en poudre, à moins que ce ne soit en très-petite dose, mais, dans ce cas, on ne peut pas s'en promettre de grands effets.

Le quinquina convient dans toutes les maladies asthéniques où les organes de la digestion ont assez de force pour le digérer. Telles sont :

1°. Les *fièvres hectiques*. Dans ces formes de mal-aise les organes digestifs ne sont ordinairement affaiblis que lors du dernier période de la maladie. On l'administre dans l'apyrexie de même que dans les fièvres intermittentes ; on donne en même temps des soupes au vin et au sagou, du chocolat dissous dans du lait, des œufs frais, de bons bouillons de viande, &c. ;

2°. La *convalescence* de presque toutes les maladies asthéniques ;

3°. Toutes les maladies chroniques où les forces digestives ne sont pas trop affaiblies, telles que les *spasmes*, les *hémorragies* les *maux de tête périodiques*, la *chlorose*, les *fleurs blanches*, le *flux immodéré des règles*, la *migraine*, l'*hystérie*, l'*hypocondrie*, l'*hydropisie*, le *scorbut*, le *rachitis*, &c. ;

4°. Toutes les maladies chirurgicales dues à la faiblesse, ou accompagnées de grandes évacuations d'humeurs, lorsque l'estomac n'est pas trop affaibli.

5°. On l'emploie extérieurement dans toutes les maladies locales asthéniques, comme la *gangrène*, infusé dans du vin, pour panser les vieux ulcères, pour faire des injections, des fomentations, des gargarismes dans la *carie des os*, l'*esquinancie asthénique*, les *gencives scorbutiques*, &c. ;

6°. Les *synochs légers*, la *pneumonie asthénique*, lorsque les forces digestives ne sont pas trop affaiblies ; on l'associe à la liqueur anodine, à l'éther sulfurique, au camphre, à la teinture d'opium, au musc, &c. ;

7°. Les *fièvres intermittentes* : quand elles sont portées à un haut point d'intensité, il faut avoir recours aux stimulans volatils. Lorsque l'estomac du malade peut supporter l'écorce du Pérou, on l'emploie en substance. Dans le cas où la faiblesse des organes digestifs est considérable, on la prescrit en infusion ou en décoction avec des excitans diffusibles, comme l'éther sulfurique, le camphre, la teinture d'opium, le vin de Bourgogne, les eaux spiritueuses de menthe poivrée et de canelle. On l'administre pendant l'apyrexie, parce qu'alors toutes les fonctions, sur-tout celles de la digestion, s'approchent de l'état de santé, et avant l'accès on donne le camphre, la teinture d'opium, &c.

Plus l'asthénie sur laquelle est fondée la fièvre intermittente est d'un degré élevé, plus les remèdes excitans doivent être diffusibles, plus les doses en doivent être petites, et moins il doit s'écouler de temps entre les instans auxquels on les administre. Les remèdes les plus efficaces qu'on emploie pour cet effet, sont l'opium, la liqueur anodine, l'éther sulfurique, le camphre, les vins généreux, les bains chauds, les fomentations aromatiques, les embrocations volatiles, &c. On ordonne en même temps des alimens substantiels, tels que la viande, les bouillons de viande assaisonnés d'épices, la soupe au vin, des œufs frais, des préparations assaisonnées, &c. Voici, par exemple, la manière dont on doit diriger le traitement dans une fièvre intermittente quotidienne.

Dans le principe, on administre toutes les heures, même toutes les demi-heures ou tous les quarts d'heure, d'un demi-décigramme (*un grain*) jusqu'à un décigramme (*deux grains*) de camphre, alternativement avec une ou deux gouttes de teinture d'opium, (dix gouttes contiennent un demi-décigramme (*un grain*) d'opium). On en porte, suivant les circonstances, les doses jusqu'à cinq à six gouttes, ensuite on les diminue ; on met le malade dans un bain chaud aromatique ; on lui fait après des frictions spiritueuses sur la poitrine et sur le ventre ; on lui administre souvent de bons vins et des bouillons nourrissans et assaisonnés. On continue ce traitement pendant quelques jours, en observant, s'il éprouve du mieux, d'augmenter les doses des mêmes remèdes, et d'éloigner davantage les instans auxquels on les administre. Dans les cas contraires on ajoute au traitement l'éther sulfurique, et on rapproche les instans auxquels on administre les médicamens.

Si l'incitation de tout le système a été convenablement augmentée, si la régularité de son activité vitale commence à revenir, ce qui se manifeste par le retardement des paroxymes, par le changement de la fièvre quotidienne en fièvre tierce, et par un moindre dérangement des fonctions vitales, on combine alors les remèdes diffusibles avec ceux permanens ; on regarde comme tels la valériane, l'arnica, la serpentaire de Virginie, la canelle, l'angusture, le quinquina, &c. Ces remèdes sont le plus souvent employés en infusion, et combinés avec la teinture d'opium, l'éther sulfurique, la liqueur anodine, &c. Toutes les heures on administre une ou deux cuillerées d'une telle infusion ; on administre aussi alternativement et toutes les heures, trois ou quatre gouttes de teinture d'opium. A cette époque l'usage des viandes convient, parce que les organes d'assimilation possèdent plus d'énergie vitale. On peut commencer par ordonner les plus tendres, celles de pigeon, de poulet, de veau, etc., ayant bien soin de les faire assaisonner d'épices.

On donne au malade pour boisson ordinaire du vin et de l'eau : c'est ce qui convient le plus. Il faut néanmoins observer qu'il prenne plus de vin que d'eau. Outre cela, on lui donne de temps en temps du vin pur, du vin vieux de Bourgogne, de Champagne, de Bordeaux, de Malaga, de Madras, &c. Lorsque les moyens du malade s'opposent à l'exécution de ce traitement, on lui ordonne, pour sa boisson ordinaire, de l'alcool dans de l'eau, on lui fait prendre souvent une infusion de fleurs d'arnica au lieu de thé avec un peu de liqueur anodine, et de temps en temps on lui donne un peu de bonne liqueur.

Ce sont là les vues générales suivant lesquelles on doit traiter les fièvres intermittentes ; il est constant que plusieurs circonstances peuvent nécessiter une modification de cette méthode, mais néanmoins tout doit tendre à produire dans toutes les parties de l'organisme une augmentation régulière de l'incitation.

Dans la fièvre intermittente les partisans de la nouvelle doctrine font aussi usage du quinquina, mais non pas comme d'un fébrifuge spécifique; ils l'emploient après les remèdes excitans diffusibles, lorsque l'organisme commence à reprendre sa régularité, et que les organes de l'assimilation qui, dans cette maladie, sont principalement affaiblis, acquièrent plus d'énergie. C'est dans ce cas qu'ils font usage du quinquina comme d'un excellent remède permanent; mais avant de l'administrer seul, ils le combinent avec des excitans volatils; son usage ne convient que dans une semblable circonstance; dans toute autre, non-seulement il retarde la guérison, mais encore il augmente la faiblesse, et par conséquent l'intensité de la maladie; car si on l'emploie lorsqu'il n'est pas indiqué, il produit des pressions sur l'estomac, des renvois, le goût amer, le dégoût, le vomissement et la diarrhée.

Plusieurs médecins ont avancé qu'il fallait employer le quinquina, lorsque l'appétit du malade étant un peu revenu, il était en état de digérer la viande; cette règle ne peut être suivie qu'avec certaines modifications. Le malade a souvent bon appétit sans que ses organes de digestion soient en bon état ; souvent il peut digérer la viande , et ce n'est pas encore une raison pour qu'il digère le quinquina qui est une écorce sèche et plus difficile à assimiler. Ce remède ne doit être employé que dans le cas où la faiblesse sur laquelle est fondée la fièvre intermittente diminue de manière à ce que les fonctions de l'organisme reprennent leur régularité, ce dont il est facile de se convaincre à la diminution de la souffrance de toutes les parties qui avaient été affectées ; c'est alors que d'abord on doit faire usage de la poudre de quinquina avec un peu d'opium pur, ensuite on emploie le quinquina seul.

Au commencement de la fièvre intermittente, que l'on emploie le quinquina seul ou un autre remède également permanent, on verra alors où conduira un tel procédé ! Quand le malade est parvenu au point où l'on peut faire usage de l'écorce du Pérou, la limaille de fer et les médicamens amers conviennent autant que ce remède.

8°. La *fièvre jaune*. Depuis quelque temps on annonce dans les feuilles littéraires et politiques que le quinquina administré à grandes doses est le seul spécifique connu contre la fièvre jaune. A Dieu ne plaise que je me permette de donner sur ce point un démenti aux docteurs fameux qui prétendent avoir fait cette importante découverte ! En réfléchissant cependant à la nature des puissances nuisibles qui produisent la fièvre jaune, à la constitution des personnes qui en sont attaquées, et aux symptômes morbifiques dont elle est accompagnée, l'intérêt sacré de l'humanité m'oblige à déclarer formellement, que je suis dans la conviction intime que cette épouvantable maladie n'est autre chose qu'un typhus des plus violens, avec affection particulière des organes de la digestion. Il suit donc de là que les stimulans permanens, tel que le quinquina, ne peuvent pas convenir dans cette forme de mal-aise, sur-tout lorsqu'ils sont administrés à grandes doses, l'estomac n'ayant pas assez d'énergie pour les digérer. Il n'y a que les excitans diffusibles, particulièrement la teinture d'opium donnée en petites doses rapprochées, qui puissent en opérer la guérison.

Les contagions agissent en excitant positif sur l'organisme ; elles produisent une maladie hypersthénique plus ou moins violente, telles sont les contagions de la variole, de la rougeole, de la scarlatine, &c.

La contagion du typhus simple, de la peste, de la fièvre jaune agit également en excitant,

excitant, elle donne naissance à une hypersthénie très-violente qui se change subitement en asthénie indirecte, suivant les observations des auteurs, parce que le corps est épuisé par les sueurs excessives, les fatigues, les chaleurs, l'humidité des nuits froides et se trouve par conséquent dans une opportunité asthénique.

L'infection de l'atmosphère occasionnée par les émanations putrides qui s'élèvent des marais, des lacs, des substances végétales et animales en putréfaction, la malpropreté, le défaut d'alimens convenables, les nuits froides, les chaleurs excessives, les travaux pénibles, les excès dans les boissons spiritueuses ou aqueuses et acidules, les affections tristes de l'ame, la peur, la terreur, &c. affaiblissent le corps, accumulent la susceptibilité ; la contagion produit en conséquence une hypersthénie grave qui doit immédiatement se transformer en asthénie indirecte. Il est donc plus que probable que la fièvre jaune est toujours devenue un état asthénique lorsqu'on a recours au médecin.

Il résulte de ce que je viens de dire que la fièvre jaune est dans le début une hypersthénie violente, et que par conséquent la méthode stimulante négative (*affaiblissante*) paraît être indiquée dans l'invasion de la maladie ; aussi l'observation est-elle d'accord avec cette assertion en apprenant que la saignée, les purgatifs, le régime froid, &c. , employés dans le commencement ont quelquefois guéri la fièvre jaune. Mais lorsque la maladie a déjà duré un ou deux jours, il est indubitable qu'elle s'est transformée alors en faiblesse indirecte dont la guérison exige le traitement indiqué dans le typhus. D'un autre côté, si la fièvre est d'une date encore plus ancienne, il est évident qu'elle a dégénéré en asthénie directe, chaque asthénie indirecte abandonnée à elle-même se changeant nécessairement en débilité directe (1).

De ce qui précède il suit qu'il n'y a pas de remède spécifique contre la fièvre jaune, que tantôt les affaiblissans, tantôt les excitans peuvent être couronnés d'un succès heureux ; qu'il est donc parfaitement ridicule de se vanter d'avoir trouvé un spécifique contre cette maladie. Ces recherches nous mettent aussi à même d'apprécier à leur juste valeur la fameuse découverte du célèbre *Guyton-de-Morveau*, ainsi que celle des apologistes du quinquina, de la saignée, des purgatifs, des mercuriaux, &c.

Le quinquina n'est indiqué dans la fièvre

______

(1) *Voyez mes Recherches sur la pathogénie.*

jaune que quand la maladie est à son déclin et le malade en convalescence.

Mode d'administration. On prescrit le quinquina en substance à la dose d'un gramme (*18 grains*) jusqu'à quatre grammes (*un gros*) et au-delà, en infusion ou en décoction à la dose de 32 à 64 grammes (*d'une à deux onces*) sur un demi-kilogramme (*une livre*) d'eau de fontaine dont le malade prend toutes les heures ou toutes les deux heures une à trois cuillers à bouche.

Le *docteur Kolrausch* a proposé un procédé très-avantageux pour préparer les infusions de quinquina. En suivant cette méthode d'infuser cette substance, l'infusion se charge d'une plus grande quantité de principes excitans positifs et le principe astringent se sépare, ce qui rend l'écorce du Pérou moins difficile à digérer et moins pesante sur l'estomac. Cette infusion se prépare de la manière suivante :

On triture pendant un quart d'heure ou une demi-heure 32 grammes (*une once*) de quinquina réduit en poudre, huit grammes (*deux gros*) de magnésie calcinée avec de l'eau tiède, en observant néanmoins de ne mettre que l'eau absolument nécessaire à la trituration ; puis on y ajoute successivement un demi-kilogramme (*une livre*) d'eau froide. On digère cette infusion pendant douze heu-

H 2

res, ensuite on la passe au papier gris, et on obtient une teinture brunâtre d'un rouge vif beaucoup plus amère, plus efficace et moins astringente au goût que toute autre préparation de quinquina, et dont le malade prend toutes les heures ou toutes les deux heures une à trois cuillers à bouche.

En mêlant ensemble à sec la même quantité de quinquina et de magnésie calcinée, infusée dans 256 grammes (*8 onces*) d'eau bouillante dans un vase bien bouché, refroidie, et passée au tamis, ce mélange fournira une teinture encore plus forte que la précédente, elle ressemblera entièrement à la teinture de cannelle, et sera beaucoup plus amère et plus aromatique.

Si l'on fait infuser de cette manière le quinquina, on lui enlevera son principe astringent ou l'acide gallique, et l'on favorisera puissamment la dissolution du principe amer, extractif et aromatique.

Cette infusion a sur les autres préparations de quinquina plusieurs avantages :

1°. Quoiqu'elle ait un goût plus amer que les infusions ordinaires de l'écorce du Pérou, elle a entièrement perdu le goût astringent, nauséabond et répugnant à la majeure partie des malades ;

2°. Le développement des principes positifs de ce remède s'opère plus facilement, il n'exige pas, pour être assimilé, une aussi grande énergie des organes digestifs que les infusions ou décoctions préparées de toute autre manière. C'est justement le principe astringent qui empêche le médecin de prescrire, dans un grand nombre de cas, le quinquina en infusion ou en décoction. Après son usage il se manifeste très-fréquemment des nausées, une perte de l'appétit, une pression à la région épigastrique, des renvois, des anxiétés, des vomissemens, la diarrhée ou une constipation opiniâtre et d'autres accidens fâcheux, l'infusion dont je parle produit rarement ces symptômes désagréables;

3º. La magnésie enlève l'oxigène au quinquina; or, nous avons vu dans la partie théorique de ce traité, que la diminution de l'oxigène dans un corps quelconque, ou la désoxidation, augmente la force excitante positive des stimulans.

On combine le quinquina avec plusieurs autres substances :

1º. Lorsque l'estomac est trop faible pour le digérer, on l'associe à des stimulans plus diffusibles, à des aromates, tels que le camphre, le musc, la teinture d'opium, l'éther sulfurique, la liqueur anodine, le vin généreux, l'alcool, l'eau de menthe poivrée, de cannelle, aux infusions de valériane, de fleurs d'arnica, de roseau aromatique, &c.;

2o. Quand la fortune du malade s'oppose à son usage et aux additions susdites, on substitue au quinquina les écorces de saule, de chataignier, d'angusture, la racine de benoîte, les fleurs de camomille. Ce serait une dépense folle que de ne faire que des décoctions de quinquina pour toutes les maladies chirurgicales dues à la faiblesse ; on emploie, à cet effet avec succès, les écorces de saule, de chêne, de châtaignier en décoction ; des fomentations faites avec le roseau aromatique, les fleurs de camomille, la sauge, la rhue, infusées dans du vin rouge ; on y peut ajouter une faible dose de quinquina. Ces remèdes produisent, dans ces circonstances, autant d'effet que l'écorce du Pérou ;

3o. Lorsque le quinquina répugne au malade, on le combine avec le macis, la cannelle, la noix muscade ; et chez les pauvres, avec le poivre, le gingembre.

Quinquina orangé. **Cortex peruvianus flavus, luteus, cortex Chinæ regius.**

Cette espèce de quinquina mérite sous plusieurs rapports la préférence sur celle dont je viens de parler. A petites doses, elle produit le même effet que le quinquina ordinaire en grandes doses ; elle se dissout beaucoup mieux et plus promptement dans les organes digestifs ; c'est par cette raison qu'on n'a pas si souvent besoin d'y ajouter les corectifs dont j'ai parlé plus haut, ou du moins en moindre dose.

Quinquina rouge. China rubra.

Le quinquina rouge, lorsqu'il est pur, ce qui malheureusement n'arrive pas souvent, jouit de toutes les propriétés du quinquina ordinaire, mais à un degré beaucoup supérieur. Il arrive très-communément qu'avec une dose moitié moindre de cette écorce, on produit des effets une fois aussi grands qu'avec une dose double de quinquina ordinaire. Ainsi, dans les cas urgens où le quinquina ordinaire ne produit pas l'effet désiré, on a recours au quinquina rouge, lorsque la fortune du malade ne s'oppose pas à son emploi.

Écorce de saule. Cortex salicis laureæ.

De toutes les espèces de saule, le saule à feuilles de laurier mérite la préférence sur toutes les autres, à raison de la grande partie de principes aromatiques qu'il contient.

Dans les endroits où les fièvres intermittentes sont endémiques, on ferait bien de faire usage du saule à la place de quinquina, sur-tout dans les fièvres tierces et quartes.

L'écorce de saule convient dans toutes les maladies chirurgicales où les écorces du Pérou, de châtaignier et de chêne sont indiquées.

Tout ce que j'ai dit du quinquina est applicable à l'écorce de saule, à cela près, qu'il faut la donner avec plus de précaution, parce qu'elle est plus difficile à digérer que le quinquina ; il faut donc la combiner avec une plus grande dose de stimulans volatils, que lorsqu'on emploie le quinquina, si l'on veut être sûr que son usage n'entraîne pas des suites fâcheuses dans les organes de la digestion.

Écorce de châtaignier. Cortex hypocastami.

Cette écorce a presque les mêmes propriétés, cependant à un degré inférieur, que le quinquina. Dans les endroits où les fièvres intermittentes sont endémiques, on devrait employer ce remède indigène au lieu de quinquina. Dans toutes les maladies locales dues à l'asthénie de l'incitation, cette écorce produit de bons effets ; on l'emploie en décoction, en fomentation, en injection, &c. On prescrit les écorces de saule et de châtaignier à la même dose que le quinquina.

Écorce de chêne. Cortex quercus.

L'écorce de chêne est un excellent stimulant permanent ; elle est très-astringente, ce qui empêche de la donner à l'intérieur, elle est trop pesante sur l'estomac et occasionne toutes sortes d'accidens fâcheux.

On l'emploie extérieurement dans toutes les maladies chirurgicales où l'on fait usage du quinquina, et elle produit souvent de meilleurs effets que celui-ci.

On prescrit :

1°. La décoction de chêne pour panser les *vieux ulcères*, et faire des injections dans les *ulcères fistuleux* ;

2°. Pour faire des fomentations et des injections dans les *chutes de matrice* et de l'*anus*, dans les *fleurs blanches*, les *hémorroïdes* dues à une débilité locale ;

3°. Pour faire des fomentations sur les parties *contusées* et *meurtrisées*, on y ajoute de l'esprit-de-vin ;

4°. On l'emploie en gargarismes dans les cas de *gencives scorbutiques*, de *relâchement de la luette*, d'*inflammation asthénique de la gorge*, &c.

5°. En poudre dans la *gangrène* et la *carie* des os.

6°. En fomentations sur les *hernies*, particulièrement chez les jeunes gens ; dans l'*hydrocèle* récent. En ce cas, on fait infuser l'écorce de chêne dans du gros vin rouge.

Ecorce d'angusture, cortex angusturæ.

L'écorce d'angusture a une action à-peu-près analogue à celle du quinquina ; elle est un des meilleurs stimulans permanens que nous ayons ; son usage exige les précautions que j'ai indiquées en parlant du quinquina.

Ce remède étant du nombre des excitans permanens, il est évident qu'on ne peut l'administrer dans les maladies de faiblesse portées à un haut degré d'intensité ; toutes les fois qu'on l'ordonne seule dans les asthénies avec débilité particulière des organes digestifs, elle produit une pression sur l'estomac, des nausées, des vomissemens, la diarrhée ; il faut alors prescrire préalablement des stimulans diffusibles, capables de redonner de l'énergie aux organes assimilateurs, afin qu'ils soient en état de digérer et d'élaborer convenablement cette écorce. Quand on la donne dans les maladies asthéniques, il faut toujours la combiner avec une dose convenable de stimulans volatils ; tels que l'éther sulfurique, la liqueur anodine, la teinture d'opium, &c.

L'écorce d'angusture convient principalement :

1°. Dans les *légères fièvres continues* (synochs), lorsque l'estomac a assez de force pour la digérer. On la prescrit en infusion ou en décoction avec les fleurs d'arnica, la serpentaire de Virginie, le camphre, la liqueur anodine, l'éther sulfurique, la teinture d'opium.

2°. Dans les *fièvres intermittentes*. Des observations nombreuses ont appris qu'elle mérite souvent, en ce cas, la préférence sur l'écorce du Pérou, on l'emploie ici de la même manière que le quinquina, sur lequel elle a l'avantage d'être beaucoup moins chère, et de pouvoir être administrée en plus petites doses. On la prescrit en poudre seule à la dose de 5 décigrammes jusqu'à 8 grammes (*de 10 grains à 2 gros*), ou on la combine avec d'autres stimulans efficaces, comme la valériane, la cannelle, le camphre, l'opium en substance, &c.

3ᵉ. Dans la *convalescence* des asthénies. Cet état se rapproche déjà beaucoup de la santé ; le malade a récupéré une partie de ses forces, et peut souvent supporter les excitans permanens, on peut aussi les associer à d'autres stimulans volatils, tels que la cannelle, les fleurs d'arnica, la valériane, le roseau aromatique, &c.

4°. Dans l'*hypocondrie*, l'*hystérie*, la *toux convulsive*. On l'ordonne en infusion froide dans du vin de Bourgogne, on y ajoute l'eau de canelle simple, l'eau de menthe poivrée ou de mélisse.

5°. Dans la majeure partie des maladies périodiques, produites par la faiblesse de l'incitation, telles que la *migraine*, le *céphalalgie périodique*, les *douleurs athritiques*, celles d'*oreilles* et de *dents*.

6°. Dans toutes les maladies locales, dues à l'asthénie de l'incitation, comme la *phthisie pulmonaire*, la *gangrène*, les *vieux ulcères*, on prescrit l'angusture en décoction, avec d'autres remèdes convenables, &c.

Mode d'administration. On ordonne l'écorce d'angusture en poudre à la dose de 5 décigrammes à 8 grammes (*de 10 grains à 2 gros*), dans du vin vieux de Bourgogne, en infusion ou en décoction à la même dose que le quinquina. On procède à l'infusion de cette écorce, en mettant 32 grammes (*1 once*) d'angusture pulvérisée dans un demi-litre (*une chopine*) d'eau bouillante, pendant environ deux heures. La dose est d'une à deux cuillerées. La décoction s'opère en faisant bouillir la même quantité d'angusture pendant environ quinze minutes, dans un demi-kilogramme (*une livre*) d'eau. Certains médecins y ajoutent un peu de noix muscade, pour accroître ses vertus.

Assa fœtida, gummi-resina assae fœtidae.

Tous les médecins anciens et modernes qui ont le mieux écrit sur l'hypocondrie, l'hystérie, les maladies nerveuses, &c., parlent des succès qu'on obtient de l'assa fœtida dans le traitement de ces maladies. L'observation de tous les jours confirme les propriétés stimulantes de ce remède permanent et son avantage dans une foule d'affections chroniques. Cette substance, prise à l'intérieur, accroît l'énergie de l'incitation du corps entier, et particulièrement celle des organes de la poitrine et du bas-ventre; c'est par cette raison qu'elle convient surtout dans les maladies de ces parties. On en fait usage :

1°. Dans les maladies chroniques, telles que l'*hydropisie* de la poitrine et du bas-ventre, l'*hystérie*, l'*hypocondrie*, la *jaunisse*, la *faiblesse* des organes de la digestion, la *colique venteuse*. En ces circonstances on associe l'assa-fœtida à d'autres stimulans permanens, tels que le quinquina, l'angusture, les teintures amères, et pour la rendre plus agréable au palais, à des aromates, comme la cannelle, les eaux de fenouil, de menthe poivrée, &c.

2°. Dans les affections asthéniques de la poitrine, comme l'*asthme convulsif*, la *toux pituiteuse*, la *coqueluche*, combinée avec la gomme ammoniaque, les semences de fenouil.

Elle produit toujours de très-bon effets dans la coqueluche ; on la triture avec un jaune d'œuf et dissout dans des eaux aromatiques, telles que celles de camomille, de fenouil, de menthe poivrée, de cannelle, &c. Dans l'espace de 24 heures, on donne aux enfans de trois à quatre ans, d'abord 2 grammes ($\frac{1}{2}$ *gros*), en portant successivement la dose jusqu'à 10 grammes ($2\frac{1}{2}$ *gros*).

3. Dans la *suppression asthénique* des règles, combinée avec la gomme ammoniaque, la myrrhe, la limaille de fer, la cannelle, le quinquina, &c.

Mode d'administration. L'extrême fétidité de ce suc et la délicatesse des malades, oblige les médecins à ordonner le plus souvent l'assa fœtida, en pilules avec des extraits amers, à la dose de 3 à 10 décigrammes (*de 6 à 20 grains*), ou triturée avec un jaune d'œuf et unie à des eaux spiritueuses, des amers et des aromates.

Donnée en lavement à la dose de 4 grammes (*1 gros*) et au-delà, elle produit fréquemment d'excellens effets. Ces lavemens sont indiqués :

1°. Quand le malade a une répugnance invincible pour prendre ce remède.

2°. Lorsque son usage par la bouche provoque des vomissemens.

3°. Quand le trisme ou toute autre maladie de la gorge empêche de prendre des médicamens par la bouche.

4°. Enfin lorsque les organes assimilateurs sont trop faibles pour digérer ce stimulant permanent.

Gomme ammoniaque, ammoniacum depuratum.

La réputation de la gomme ammoniaque s'est constamment soutenue dans la matière médicale.

La gomme ammoniaque est un excellent stimulant permanent, mais de difficile digestion ; c'est par cette raison qu'il ne faut jamais l'employer dans les asthénies, où les organes assimilateurs sont fort affaiblis : elle ne convient que dans les maladies chroniques ; elle agit spécialement sur la poitrine, le tube intestinal, &c.

On fait usage de la gomme ammoniaque :

1°. Dans toutes les formes de l'*hydropisie ;* à cet effet on la dissout dans l'oxymel scillitique ; elle augmente le cours des urines et contribue efficacement à la guérison de cette maladie.

2°. Dans la *suppression asthénique* des règles.

3°. Dans l'*hypocondrie* et l'*hystérie.*

4°. Dans la *jaunisse.*

5°. C'est un des remèdes les plus efficaces dans les affections chroniques de la poitrine, telles que l'*asthme,* la *convalescence* de la pneumonie asthénique, la *toux,* la *coqueluche.* On la dissout dans l'oxymel scillitique.

6°. On l'emploie extérieurement dans tous

les cas où des stimulans positifs et énergiques sont indiqués.

Mode d'administration. Avant d'administrer la gomme ammoniaque, on la purge de toutes les immondices qui l'infectent. On la dissout dans l'oxymel scillitique à la dose de 3 à 8 décigrammes (*6 à 16 grains*), donnée à des doses plus fortes, elle purge ordinairement, ce qui diminue sa propriété stimulante. On la prescrit sous forme de pilules, en l'associant à l'assa fœtida, aux extraits amers, &c.

Emplâtre de gomme ammoniaque. Cet emplâtre est un des meilleurs excitans extérieurs; il convient dans toutes les maladies locales asthéniques contre lesquelles on peut employer des remèdes stimulans sous forme d'emplâtre :

1°. Dans les *inflammations asthéniques*, lorsque la résolution n'est plus possible, et qu'il faut les guérir par la suppuration.

2°. Pour ramollir les bords durs et calleux des *abcès* et des *ulcères.*

3°. Dans les *tumeurs aqueuses* des articulations. En ce cas, les fomentations vineuses, chaudes et aromatiques avec du camphre, produisent un meilleur effet; on n'emploie cet emplâtre, dans ces circonstances, que quand les occupations ou la fortune du malade s'opposent à ces sortes de fomentations. 4°.

4°. Dans les *tumeurs et indurations des glandes.*

Myrrhe, gummi myrrhæ.

La myrrhe est un excellent stimulant permanent; elle convient dans toutes les maladies où l'assa-fœtida et la gomme ammoniaque sont indiqués. Elle doit ses vertus excitantes à l'huile essentielle et aux parties résineuses qu'elle contient. On l'emploie particulièrement dans l'*hystérie,* la *suppression asthénique* des règles et dans la *chlorose,* lorsque la susceptibilité n'est pas trop abondante, et que les malades supportent facilement ce remède.

Mode d'administration. La dose de myrrhe en substance est de 2 à 6 décigrammes (*de 4 à 12 grains*), unie aux remèdes dont j'ai parlé en traitant de l'assa-fœtida et de la gomme ammoniaque.

On emploie fréquemment à l'extérieur la myrrhe en substance :

1°. Dans les *ulcères asthéniques,* la *gangrène,* la *carie des os,* sous forme de poudre, ou en l'unissant à la teinture de myrrhe.

2°. Dans les maladies asthéniques de la bouche, l'*angine,* les *gencives scorbutiques,* &c.; à cet effet on fait dissoudre la myrrhe dans l'eau-de-vie, du gros vin rouge tiède ; on joute cette solution aux gargarismes excitans faits avec une décoction de quinquina, de saule, de chêne , &c.

Racine d'angélique , radix angelicæ.

La racine d'angélique a été constamment regardée comme un puissant excitant positif. Elle jouit des propriétés communes aux aromates, et mérite d'occuper une place distinguée parmi les stimulans permanens. Je suis persuadé que cette racine, conjointement avec celles de valériane , de roseau aromatique, de benoîte , peut avantageusement remplacer le seneka , le columbo, le quassia, la cascarille , &c , remèdes exotiques fort chers, et que malheureusement nous recevons souvent falsifiés. On en fait usage :

1°. Dans les *fièvres intermittentes* , combinée avec une dose convenable de stimulans volatils, tels que l'opium , la liqueur anodine , l'éther sulfurique , &c., lorsque la maladie est montée à un haut degré d'intensité.

2°. Dans le *synoch ,* la *pneumonie asthénique* (synoch), associée à l'éther sulfurique, au camphre, &c.

3°. Dans presque toutes les *maladies chroniques.*

Cette racine étant plus volatile que la majeure partie des excitans permanens, on n'a pas besoin d'y ajouter autant de stimulans diffusibles qu'aux autres excitans permanens, ce qui est un très-grand avantage dans la pratique des pauvres.

Mode d'administration. On prescrit la racine d'angélique en poudre avec des eaux spiritueuses, à la dose d'un à 4 grammes (*18 grains à un gros*), ou sous forme d'électuaire dans les maladies chroniques, ou en infusion à la dose de 8 grammes (2 *gros*), avec une pareille dose de valériane, de roseau aromatique, de benoîte ou de quinquina, sur un demi-litre (*une chopine*) d'eau de fontaine, on y ajoute une dose convenable de teinture d'opium, d'éther sulfurique, de liqueur anodine, &c.

Racine de roseau aromatique, radix calami aromatici.

La racine de roseau aromatique est un excitant très-efficace ; elle doit sa propriété excitante à l'huile essentielle qu'elle contient ; elle mérite un des premiers rangs parmi les stimulans végétaux, et peut souvent remplacer le quinquina. On l'emploie :

1°. Dans le *synoch*, la *pneumonie asthénique*. On la prescrit en infusion avec l'opium, le camphre, l'éther sulfurique, le musc, &c.

2°. Dans les *fièvres intermittentes*. On la donne en poudre, combinée avec l'opium, le camphre, la cannelle, la serpentaire de

Virginie, ou en infusion avec l'éther sulfurique, la teinture d'opium, &c.

3°. Dans toutes les *maladies chroniques*.

4°. Dans la *carie des os*, les *ulcères asthéniques*, en infusion ou en décoction comme le quinquina.

5°. En fomentation avec d'autres plantes aromatiques, infusées dans du vin et de l'eau-de-vie.

Mode d'administration. On prescrit le roseau aromatique à la dose de 2 à 4 grammes ($\frac{1}{2}$ *à 1 gros*) avec des aromates, ou en infusion à la dose de 32 à 64 grammes (*1 à 2 onces*) avec la valériane, les fleurs d'arnica, la cannelle, le quinquina; on ajoute à l'infusion la liqueur anodine, l'éther sulfurique, la teinture d'opium, le camphre.

Racine de valériane, radix valerianæ.

La racine de valériane est sans contredit un de nos meilleurs excitans indigènes; prise à l'intérieur, elle augmente l'énergie de l'incitation, répand une chaleur douce dans tout le corps, et accroît principalement l'activité des organes digestifs. On en fait usage :

1 . Dans les *fièvres intermittentes*, en infusion avec la teinture d'opium, l'éther sulfurique, la liqueur anodine, les fleurs d'arnica, la cannelle, la serpentaire de Virginie, &c.

2°. Dans le *synoch*, la *pneumonie asthénique*, (synoch), en infusion avec le camphre, la teinture d'opium, l'éther sulfurique, &c.

3°. Dans les différentes espèces de maladies chroniques, telles que l'*épilepsia*, l'*hystérie*, l'*hypocondrie*, la *chlorose*, la *suppression des règles*, la *faiblesse* des organes digestifs, le *rhumatisme asthénique*, la *diathèse vermineuse*, unie à la sementine, &c.

Mode d'administration. On prescrit la racine de valériane en infusion à la dose de 32 à 48 grammes (*1 à 1 ½ once*) sur un demi-litre (*une chopine*) d'eau, avec les fleurs d'arnica, la serpentaire de Virginie, la cannelle, le quinquina, le roseau aromatique, &c. On ajoute à l'infusion la teinture d'opium, l'éther sulfurique, le camphre, la liqueur anodine. On la donne aussi en substance à la dose de 10 à 12 décigrammes (*20 à 24 grains*) avec l'écorce d'oranges, la cannelle, le quinquina, la serpentaire de Virginie, le camphre, &c.

Fleurs de camomille, flores chamomillæ vulgaris.

Les fleurs de camomille conviennent dans toutes les maladies où les stimulans permanens sont indiqués. Elles fournissent une grande quantité d'huile essentielle et des parties volatiles, ce qui nous dispense de les combiner avec des doses considérables d'excitans diffusibles. Elles accroissent l'énergie de l'incitation de tout l'organisme, excitent spécialement les organes digestifs et le système cutanée.

On emploie les fleurs de camomille :

1°. Dans les *fièvres intermittentes* et *rémittentes*, quand elles ne sont pas portées à un très-haut point de violence ; en ce dernier cas, on ne doit pas se fier à l'action de ce remède, et on fait bien d'avoir sur-le-champ recours à des médicamens plus efficaces. Dans ces maladies, on prescrit une forte infusion de fleurs de camomille avec le calamus aromaticus, la valériane, les fleurs d'arnica, la cannelle, le quinquina, à laquelle on ajoute une dose convenable d'éther sulfurique, de liqueur anodine, de teinture d'opium. Dans les fièvres intermittentes, on peut les donner sous forme d'électuaire, ou en poudre avec la valériane, le quinquina, le roseau aromatique, la cannelle, &c.

2°. Dans les légères *affections asthéniques* sans caractère prononcé.

3°. Dans la *diarrhée*, la *dyssenterie*, la *cardialgie*, la *colique*, l'*hystérie*, l'*hypocondrie*, la *suppression* ou le *flux immodéré des règles*, dues à l'asthénie de l'incitation, les douleurs *spasmodiques* et *convulsives*.

4°. On panse avec succès les *vieux ulcères* avec une forte infusion de fleurs de camomille , en les humectant continuellement d'un pansement à l'autre avec cette infusion tiède, à laquelle on ajoute un peu de vin ou d'alcool.

5°. Dans la *gangrène*, on fait infuser les fleurs de camomille dans une décoction de quinquina , ou d'écorce de chêne , et on panse les parties gangrénées avec cette infuso-décoction.

6°. Dans les *hernies incarcérées*, on prescrit intérieurement une forte infusion de fleurs de camomille, avec la teinture d'opium, la liqueur anodine, l'éther sulfurique; on en administre des lavemens, et on applique des fomentations tièdes sur le scrotum.

7°. Dans les *inflammations asthéniques*, on met sur les parties affectées des sachets chauds, faits avec les fleurs de camomille , de sureau, la lavande, la rhue, la sauge, le camphre , &c.

8°. On applique les fomentations vineuses sur les tumeurs enflammées pour en hâter la maturité.

9°. Dans les *inflammations asthéniques* de la gorge, telles que l'*angine*, le *relâchement* de la luette, l'*inflammation asthénique des amygdales*, &c. On ordonne des gargarismes, faits avec les fleurs de camomille , la sauge, la menthe crépue, infusées dans du vin rouge ; on fait respirer au malade par la bouche les vapeurs humides de ces substances.

10°. Les cataplasmes et les fomentations, faits avec les fleurs de camomille, dissipent les *duretés et l'enflure des mamelles* ; on les applique aussi sur les *hémorroïdes fermées et douloureuses*, sur les *articulations* dont le mouvement est gêné, sur les *ligamens desséchés*, &c.

11°. On fait souvent usage des lavemens faits avec une forte infusion de fleurs de camomille, dans un grand nombre de maladies asthéniques.

Mode d'administration. On prescrit les fleurs de camomille en poudre à la dose de 2 à 4 grammes ($\frac{1}{2}$ *à 1 gros*), avec la valériane, la cannelle, le quinquina ; en infusion depuis 16 à 24 grammes (*de 4 à 6 gros*) sur un demi-litre (*une chopine*) d'eau. Lorsque l'infusion est trop forte, elle produit des nausées, des vomissemens, &c. Les fleurs de camomille sèches méritent la préférence sur les fraîches.

Menthe poivrée, herba menthæ piperitæ.

L'herbe de menthe poivrée est un de nos meilleurs et des plus efficaces excitans indigènes, à très-bon marché et capable de remplacer plusieurs remèdes exotiques très-chers. Cette plante prise en substance, excite énergiquement l'estomac et les intestins, accélère le cours de la circulation, répand une chaleur considérable dans le corps entier. On peut prescrire l'herbe de menthe poivrée dans tous les cas où convient l'eau de menthe poivrée; son infusion est même plus excitante que l'eau distillée, de plus elle est à beaucoup meilleur compte, et mérite pour cela la préférence, sur-tout chez les pauvres.

C'est à tort qu'on ne fait pas un plus grand usage de cet excellent remède, pour accroître la force des stimulans plus permanens, tels que le quinquina, le fer, &c.; de même qu'on ajoute son eau distillée aux infusions de quinquina, de valériane, de roseau aromatique, de benoîte, &c. Par ce moyen, on pourrait se passer d'autres remèdes exotiques plus chers, comme la cannelle, la noix muscade, &c.

Son usage extérieur est le même que celui des fleurs de camomille, d'arnica, de l'herbe de mélisse, de lavande; &c.

Mode d'administration. On prescrit l'herbe sèche de menthe poivrée à la dose de 4 à 7 décigrammes (*8 à 14 grains*), en infusion à la dose de 4 à 8 grammes (*1 à 2 gros*) , sur un demi-litre (*une chopine*) d'eau, avec l'herbe de mélisse, les semences de fenouil, les fleurs de camomille, &c.

L'eau de menthe poivrée est la plus energique de toutes les eaux distillées et la plus agréable au goût, après celle de cannelle simple et spiritueuse. Elle jouit des mêmes propriétés que l'eau de cannelle, et convient dans toutes les maladies asthéniques où celle-ci est indiquée ; elle l'emporte même sur l'eau de cannelle, en ce qu'elle est moins chère. Etant très-stimulante, il est évident que son usage exige beaucoup de précaution dans les asthénies très-graves. En ce cas, on fait bien de la délayer avec une autre eau distillée moins excitante, telle que l'eau de mélisse ou de fenouil. De plus il est bon d'observer que l'eau de cannelle répugne souvent à un grand nombre de personnes, qui supportent très-bien l'eau de menthe poivrée.

Les personnes faibles et sensibles supportent rarement ce stimulant énergique ; il produit une espèce d'ardeur dans le gosier et une toux sèche et difficile. Elle est indiquée :

1°. Dans la *dyspepsie*, les *flatuosités*, la *cardialgie*, la *colique*, la *diarrhée*, la *dyssenterie*, c'est un excellent stomachique qui produit toujours de bons effets.

2°. Dans les *blennorrhagies*, les *fleurs blanches*, la *suppression* et le *flux immodéré* des règles.

3°. Pour arrêter les *vomissemens*, soit spontanées, soit artificiels.

4°. Dans les *fièvres intermittentes*, le *synoch*, le *typhus*, et dans presque toutes les maladies chroniques.

5°. Dans l'*hystérie*, l'*hypocondrie*, et en général dans toutes les autres affections spasmodiques.

6°. Comme le meilleur véhicule des mixtures fortifiantes, on y dissout les extraits amers, ou on en ajoute quelques onces, par exemple, deux à trois aux infusions de quinquina, de serpentaire de Virginie, d'angélique, de fleurs d'arnica, de roseau aromatique, de valériane, de benoîte, &c.

Mode d'administration. On donne l'eau de menthe poivrée seule à la dose d'une à deux cuillerées, ou on la combine avec d'autres excitans convenables, tels que l'éther sulfurique, la liqueur anodine, la teinture d'opium, &c.

L'eau de menthe poivrée spiritueuse est beaucoup plus excitante et moins chère que l'eau de menthe simple et que l'eau de cannelle spiritueuse ; on l'emploie dans toutes les maladies où la dernière est indiquée. On la donne à la dose d'une demi à une cuillerée et demie.

Ecorce de cannelle. Cortex cinnamomi.

L'écorce de cannelle est un des meilleurs et des plus énergiques stimulans que nous possédions. Cet aromate agréable jouit de grandes propriétés excitantes, agit principalement sur l'estomac et les intestins; il convient dans toutes les asthénies violentes, sur-tout dans celles où les organes assimilateurs sont spécialement attaqués.

On emploie l'écorce de cannelle :

1°. Dans les *fièvres intermittentes*, on l'ordonne en substance avec le quinquina, l'opium, ou en infusion, à laquelle on ajoute l'éther sulfurique, la liqueur anodine, la teinture d'opium, &c. On peut aussi la prescrire en guise de thé, et y ajouter du vin vieux de Bourgogne.

2°. Dans le *synoch* et le *typhus*. Ces maladies sont dues à un haut degré de faiblesse, et leur guérison exige l'usage des stimulans les plus efficaces, continués pendant plusieurs jours et nuits, tels que les fleurs d'arnica, la serpentaire de Virginie, le camphre, l'opium, le musc, la liqueur anodine, l'éther sulfurique, les vins généreux; en ces cas, la cannelle est souvent couronnée d'un succès heureux; elle accroît l'énergie du système entier, ranime les forces digestives particulièrement affaiblies dans ces formes de mal-aise, dissipe les douleurs de colique, la diarrhée, le météorisme, le vomissement. On la prescrit en infusion avec du vin vieux de Bourgogne, l'éther sulfurique, la teinture d'opium, l'eau de cannelle spiritueuse, &c.

3º. Dans la *pneumonie*, la *rhumatalgie*, la *goutte*, la *variole*, la *rougeole*, la *scarlatine*, l'*angine* asthéniques.

4º. Dans un grand nombre de maladies chroniques, sur-tout dans celles avec affection particulière du tube intestinal, parce qu'elle exerce une action spéciale sur la contractilité fibrillaire des organes digestifs. Ces formes de mal-aise sont la *diarrhée*, la *dyssenterie*, le *cholera-morbus*, la *cardialgie*, les *vomissemens*; à cet effet, on prescrit la cannelle en poudre avec l'opium, la teinture ou l'eau spiritueuse de cannelle, la liqueur anodine, l'éther sulfurique, le camphre, &c.

5º. Dans les *hémorragies asthéniques*, les médecins de toutes les écoles l'ont recommandée comme un spécifique dans ces maladies.

6º. Dans la *cachexie*, les pâles couleurs, les *blennorrhagies*, la *suppression* et le *flux immodéré des règles*, dus à la faiblesse de la fonction vitale, presque tous les médecins ont recours, dans ces formes de mal-aise, à l'usage des excitans effiaces, des aroma-tes, du vin chalybié, de la limaille de fer, &c.

*Mode d'administration.*On prescrit la can-nelle en poudre à la dose de 4 décigrammes à un gramme (*8 à 18 grains*) avec le quin-quina, l'angusture, la valériane, le cam-phre, l'opium, &c., en infusion à la dose de 12 à 16 grammes (*2 à 4 gros*) dans un demi-litre (*une chopine*) à laquelle on ajoute la teinture d'opium, l'éther sulfurique, &c, et le malade en prend toutes les heures une cuiller à bouche.

L'eau de cannelle simple est très-agréable au goût, jouit de grandes propriétés exci-tantes; on peut l'employer dans toutes les maladies où la cannelle est indiquée. Elle est une des meilleurs et des plus efficaces eaux aromatiques ; on en fait principalement usage :

1o. Dans les maladies de faiblesse des or-ganes digestifs, telles que la *cardialgie*, la *diarrhée*, la *dyssenterie*, le *vomissement*, *&c.* ;

2o. Dans les affections spasmodiques, les *crampes*, les *convulsions*, la *colique*, *&c.* Lorsque ces maladies sont parvenues à un haut point d'intensité, elle ne suffit pas, il faut y ajouter des excitans plus efficaces, tels que l'éther sulfurique, la teinture d'opium, &c. ;

3_o. Dans les *accouchemens douloureux* et *pénibles;* en cette circonstance elle produit toujours un bon effet, sur-tout en la combinant avec la teinture d'opium;

4°. Dans la *fièvre puerpérale*, unie au camphre, à l'éther sulfurique, au musc, à la teinture d'opium.

Mode d'administration. On donne l'eau de cannelle simple seule à la dose de deux cuillerées, ou combinée avec d'autres excitans convenables.

L'eau de cannelle spiritueuse est de toutes les eaux distillées la plus énergique après l'eau spiritueuse de menthe poivrée. C'est un excellent stimulant dont on pourrait faire un très-grand usage, si la fortune des malades ne s'y opposait pas, vu sa grande cherté. En ce cas, on peut se servir avec un égal avantage de l'eau spiritueuse de menthe poivrée, qui est plus efficace et coûte beaucoup moins.

Cette eau spiritueuse convient dans toutes les maladies où la cannelle et l'eau de cannelle simple sont indiquées; elle est très-salutaire dans le *synoch*, le *typhus*, la *fièvre puerpérale*, la *pneumonie asthénique*, les *hémorragies*, &c.

Mode d'administration. On donne l'eau spiritueuse de cannelle seule à la dose d'une demi jusqu'à deux cuillers à bouche, toutes les heures ou toutes les deux heures ; on peut même augmenter cette dose suivant les circonstances.

L'eau de cannelle spiritueuse ajoutée aux infusions de valériane, de roseau aromatique, de fleurs d'arnica, d'angélique, de serpentaire de Virginie, produit les meilleurs effets dans le synoch et les autres maladies de faiblesse portées à un haut point de violence. Cette addition éloigne très-souvent les accidens fâcheux que ces remèdes occasionnent dans le tube intestinal. On ajoute deux à trois onces d'eau de cannelle spiritueuse à une potion de 256 à 320 grammes (*8 à 10 onces*).

La *teinture de cannelle* se prépare de la manière suivante : Prenez cannelle fine 96 grammes(*3 onces*), macis, girofles de chaque 8 grammes (*2 gros*), racine d'angélique 16 grammes (*une demi once*), alcool, un kilogramme et demi (*3 liv.*). On pulvérise grossièrement toutes ces substances, on les met dans un vase bien bouché, on verse pardessus la moitié de l'alcool indiqué ; on expose le vase pendant six jours au soleil, ou à la chaleur du bain de sable, selon la saison, en l'agitant souvent. On décante et on recommence la digestion pendant le même espace de temps, en versant sur le marc l'autre partie de l'alcool ; on exprime fortement, on réunit les deux

deux liqueurs, on filtre et l'on distribue la liqueur filtrée dans des bouteilles d'un double décilitre (*demi-septier*) que l'on garde dans un lieu frais.

La teinture de cannelle est très-stimulante, et convient dans toutes les formes de maladies asthéniques, sur-tout dans les hémorragies utérines. On l'administre d'abord à la dose de 3o à 4o gouttes que l'on porte successivement à 5o, 6o gouttes et au-delà. On fait bien de l'associer à la teinture d'opium, à la liqueur anodine, à l'éther sulfurique, et en même temps on a recours à l'application extérieure des stimulans efficaces, tels que des linimens volatils, des fomentations chaudes, vineuses et aromatiques.

Racine de serpentaire de Virginie. Radix serpentariæ Virginianæ.

La serpentaire de Virginie est un des meilleurs stimulans que nous ayons; ses propriétés s'approchent beaucoup de celles des excitans volatils. Les expériences des praticiens s'accordent à reconnaître dans cette racine, une efficacité précieuse dans toutes les maladies de faiblesse portées à un haut point de violence. Les médecins anciens et modernes en ont fait les plus grands éloges. On l'emploie avec succès :

1°. Dans les *fièvres intermittentes graves,*

K

principalement dans les quotidiennes dues à un plus haut degré de débilité que les tierces et les quartes.

2°. Dans le *synoch*, le *typhus*, la *pneumonie asthénique*, la *fièvre puerpérale, &c.* En un mot, elle est indiquée dans toutes les maladies où conviennent la valériane, les fleurs d'arnica, le roseau aromatique, &c.

Mode d'administration. La serpentaire pulvérisée se donne à la dose de 5 décigrammes jusqu'à deux grammes (*dix grains à un demi-gros*) avec du camphre, du musc, de l'opium, des huiles essentielles ; en infusion à la dose de 12 à 32 grammes (*3 gros à une once*) et au-delà sur un demi-litre (*une chopine*) d'eau.

Quand les organes de la digestion sont très-affaiblis, l'infusion mérite la préférence, parce que les malades supportent plus difficilement la poudre. On ajoute à l'infusion la liqueur anodine, l'éther sulfurique, la teinture d'opium, et on l'administre à la dose d'une à deux cuillerées.

Parmi tous les remèdes indigènes, la racine de valériane paraît avoir le plus d'analogie avec les propriétés de serpentaire de Virginie ; on peut la lui substituer, lorsque la fortune du malade s'oppose à l'emploi de cette dernière.

Fleurs d'arnica. Flores arnicæ.

Les fleurs d'arnica sont un de nos meilleurs et des plus efficaces remèdes indigènes. On en fait usage dans toutes les maladies de faiblesse et principalement :

1o. Dans les *fièvres intermittentes.*

2o. Dans le *synoch*, le *typhus*, la *pneumonie asthénique*, accompagnés d'un état soporeux, de délire, de céphalalgie, ces fleurs paraissent exercer une action particulière sur le cerveau et les nerfs. L'arnica étant un stimulant très-énergique, approchant beaucoup des propriétés des excitans diffusibles, on n'a pas besoin de la combiner avec de grandes doses d'excitans volatils, lorsque la maladie n'est pas portée à un très-haut degré de faiblesse, mais quand elle est très-grave, on fait bien d'y ajouter des stimulans diffusibles, tels que l'éther sulfurique, la teinture d'opium, &c.

Les fleurs d'arnica produisent fréquemment des nausées, des vomissemens, quand les organes de la digestion sont trop affaiblis pour les supporter ; en ce cas, on doit commencer le traitement par des stimulans diffusibles, comme l'éther sulfurique, l'opium, le camphre, le musc, &c., et lorsque par ce procédé, on aura remonté l'énergie de ces parties, on prescrira les fleurs d'arnica en infusion.

3º. Dans l'*hystérie*, l'*hypocondrie*, et toutes les autres affections spasmodiques, &c.

4º. Dans la *suppression* et le *flux immodéré des règles*, dus à l'asthénie de l'incitation.

5º. Dans les maladies asthéniques des organes assimilateurs, telles que la *cardialgie*, la *dispepsie*, la *colique*, le *cholera-morbus*, la *diarrhée*, *la dyssenterie*, la *constipation*, &c.

6º. Dans la *paralysie*, le *rhumatisme chronique*, la *goutte*, l'*apoplexie*, &c. Dans ces formes de mal-aise, on prescrit les fleurs d'arnica intérieurement en infusion, et extérieurement en fomentations avec d'autres herbes aromatiques, comme les fleurs de camomille, la mélisse, la menthe poivrée, la lavande, la sauge, &c.

7º. Dans la *faiblesse de la vue*, l'*amaurose*, &c., associées à l'extrait de napel, au camphre, à l'opium.

8º. Dans les *extravasations de sang*, survenant après les contusions, les blessures, les morsures, les coups d'armes à feu et des instrumens tranchans. On ordonne intérieurement les fleurs d'arnica avec d'autres stimulans convenables, et extérieurement avec les fleurs de camomille , la rhue, la menthe poivrée , la sauge , la mélisse infusées dans du gros vin rouge ; on trempe dans cette infusion un linge plié en quatre doubles qu'on applique sur la partie lésée , et on le renouvelle dès qu'il commence à se refroidir.

Mode d'administration. Lorsqu'on donne les fleurs d'arnica en poudre, elles produisent très-souvent des nausées, des vomissemens, des maux d'estomac ; je ne les prescris jamais sous cette forme. Le mieux c'est de les administrer en infusion, mais à petites doses, sans quoi elles occasionnent souvent les mêmes symptômes, que l'on prévient ordinairement en y ajoutant d'autres stimulans diffusibles, tels que l'éther sulfurique, la liqueur anodine, la teinture d'opium, &c. On les prescrit en infusion avec la valériane , le roseau aromatique, la benoîte, le quinquina, à la dose de 10 à 20 grammes (2 *gros et demi à 5 gros*) dans un demi-litre (*une chopine*) d'eau.

Teinture amère. Tinctura amara.

La *teinture amère* se prépare de la manière suivante : Prenez sommités d'absynthe sèches, racine de gentiane, girofles, noix muscade, écorces d'orange, de chaque 64 grammes (2 *onces*), alcool 4 kilogrammes (*8 livres*). Faites selon les principes ci-dessus.

La teinture amère est un excitant précieux qui produit un bon effet dans un très-grand nombre de maladies, principalement :

1°. Dans les *convalescences* de toutes les maladies de faiblesse ; les stimulans permanens sont, pour ainsi dire, indispensables, après la guérison des fièvres asthéniques, pour éloigner entièrement la faiblesse, **et** redonner des forces au corps débilité par la violence de la maladie plus ou moins grande. Lorsque les organes digestifs sont trop faibles pour supporter cette teinture, on la combine avec l'éther sulfurique, la liqueur anodine, la teinture d'opium, avec les infusions de serpentaire de Virginie, de cannelle, de fleurs d'arnica, de valériane, de roseau aromatique, du vin généreux, &c. On l'administre à la dose de 20 gouttes à 8 grammes (2 *gros*) et au-delà.

2°. Dans la *chlorose*, la *cachexie*, le *relâchement* des solides, le *scorbut*.

3°. Dans la *faiblesse* des organes digestifs, on la donne seule, ou unie à des stimulans volatils et des eaux spiritueuses, lorsque la débilité de l'estomac est portée à un haut point, &c.

4°. Dans l'*hypocondrie*, l'*hystérie* et la *goutte* ; dans ces formes de mal-aise, les facultés digestives sont ordinairement affaiblies, c'est pour cette raison qu'il faut combiner cette teinture avec des excitans diffusibles.

5°. Dans l'*hydropisie*, la *diathèse ver-mineuse*, &c.

6°. Dans la faiblesse des organes de la gé-nération ; mais en ce cas, il ne faut pas né-gliger l'emploi des excitans topiques, tels que les injections, les fomentations et les embrocations stimulantes et volatiles.

Mode d'administration. On donne la tein-ture amère seule dans les convalescences des asthénies, à la dose de 20 gouttes à 8 gram-mes (2 *gros*), et dans les maladies chroni-ques, lorsque les organes de la digestion ne sont pas trop affaiblis, à la dose de 8 à 10 grammes (2 *à* 4 *gros*) et au-delà. On la com-bine avec des stimulans volatils quand les facultés digestives sont trop affaiblies pour pouvoir la supporter.

Teinture de gaïac spiritueuse. Tinctura quajaci spirituosa.

La confection de la teinture de gaïac s'o-père de la manière suivante : Prenez gomme de gaïac 96 grammes (3 *onces*), alcool un demi-kilogramme (*une livre*).

Faites selon les principes ci-dessus.

Cette teinture est un excellent stimulant positif qui convient dans un grand nombre de maladies de faiblesse, et sur-tout dans les chroniques. On la donne avec le plus grand succès :

1°. Dans les plus violens accès *d'asthme*, d'*hypocondrie* et d'*hystérie*, à la dose de 40 à 100 gouttes.

2°. Dans l'*hydropisie*.

3°. Dans la *goutte*, les *rhumatismes asthéniques*, l'*arthritis*.

4°. Dans les *fièvres intermittentes*, le *synoch*.

Mode d'administration. On prescrit la teinture de gaïac à la dose de 40 à 100 gouttes, en l'associant au camphre, à la teinture d'opium, à la liqueur anodine, à l'éther sulfurique, aux eaux spiritueuses, aux infusions et décoctions excitantes.

2°. SECTION.

Stimulans positifs diffusibles, ou stimulans du 2°. degré de force.

Vin, vinum.

Le vin est un des meilleurs excitans diffusibles; il est cordial, favorise la digestion, augmente l'énergie de toutes les fonctions vitales et préserve des maladies asthéniques. Il mérite la préférence sur les autres stimulans, en ce que le malade le prend volontiers, lorsque les autres médicamens pharmaceutiques lui répugnent.

Tous les médecins célèbres, tant anciens que modernes, regardent le vin comme un excellent stimulant. Mais ils prétendent qu'il ne faut l'administrer dans les fièvres asthéniques, que quand les malades sont épuisés et extrêmement affaiblis, que le pouls est petit, débile, et que privés presqu'entièrement de l'exercice de leurs sens, ils semblent prêts à descendre dans le tombeau. Quel motif raisonnable peuvent alléguer ces médecins pour excuser un pareil procédé? Pourquoi laisser arriver la faiblesse au plus haut degré d'intensité? Pourquoi ne pas chercher de bonne heure à prévenir ces symptômes terribles? Si le vin est souvent capable de guérir les asthénies les plus graves, pourquoi ne pourrait-il pas éloigner les asthénies légères? Le vin échauffe, dit-on, le malade a déjà trop chaud, l'usage du vin augmenterait la chaleur, et par-là la fièvre. Ces *Messieurs* croyent tout bonnement avec le vulgaire, que la chaleur est la cause de la fièvre. La faiblesse du système entier est la cause productrice de la fièvre et de la chaleur mordicante dont elle est souvent accompagnée; d'après cela, il est évident que le vin, comme étant un des excitans les plus efficaces, doit de toute nécessité produire de bons effets.

On emploie le vin :

1°. Dans les *fièvres intermittentes*. Les vins généreux accroissent l'énergie des organes assimilateurs, leur donnent de la force pour digérer les stimulans permanens, tels que les fleurs d'arnica, la serpentaire de Virginie, la valériane, l'angélique, le quinquina, &c.

2°. Dans le *synoch* et le *typhus* simples : si, dans ces cas, on ordonne intérieurement les substances médicamenteuses en poudre, ou en gouttes, on les administre avec du vin généreux, ou on donne au malade, suivant la violence de l'asthénie, quatre à six fois dans l'espace de vingt-quatre heures, un demi jusqu'à un verre de vin. C'est un fait incontestable, qu'un grand nombre de buveurs de vin meurent, par cela seul que leurs médecins leur défendent l'usage du vin ; qu'ils les privent pendant leurs maladies de ce qui leur est devenu un besoin de première nécessité, lorsqu'ils se portent bien.

Les vins les plus forts et les plus excitans sont ceux qui contiennent le plus d'alcool : tels sont les vins de Chypre, de Canarie, de Tokai, de Malaga, du Cap, de Porto, d'Alicante, de Xérès ; les vins de France, comme ceux de Bourgogne, de Champagne, de Bordeaux, de Frontignan, &c., le bon vin du Rhin.

On donne ces vins alternativement ; ils

produisent alors plus d'effet, vu que la susceptibilité s'accoutumerait à l'usage du même, et il ne produirait plus l'effet désiré.

L'observation de tous les jours apprend que l'emploi de ces vins généreux a souvent guéri des maladies très - graves, sans le concours des remèdes pharmaceutiques , en donnant aux malades toutes les demi-heures depuis un demi jusqu'à un verre de bon vin, de manière que dans l'espace de 24 heures, ils consomment une à trois bouteilles de différentes sortes de vin généreux.

3°. Dans le synoch et le typhus avec affection locale, telles que la *pneumonie*, la *fièvre jaune*, la *variole confluente*, la *rougeole*, la *scarlatine*, l'*érysipèle*, l'*angine*, l'*entéritis asthéniques*.

4°. Dans l'*apoplexie*, l'*asthme convulsif*, la *coqueluche*, le *catharre suffoquant*. Dans ces formes de mal-aise, on donne les vins les plus spiritueux à grandes doses rapprochées. On prescrit des vins chauds, dans lesquels on a fait infuser de la cannelle, de la noix muscade, des giroflés, du safran , on y ajoute la teinture d'opium, l'éther sulfurique, la liqueur anodine.

5°. Dans toutes les maladies chroniques , telles que l'*hysthérie*, l'*hypocondrie*, la *cardialgie*, le *vomissemement chronique* , la *diarrhée*, la *dyssenterie*, la *goutte*, la *coli-*

que, la *rhumatalgie*, l'*étisie*, la *phthisie*, la *chlorose*, la *suppression des règles*, la *dyspepsie*, &c.

6°. Dans les asthénies chroniques des enfans, comme le *rachitis*, la *maladie scrophuleuse*, l'*atrophie*, &c. Le vin est un des meilleurs remèdes dans ces formes de malaise. On donne dans l'espace de 24 heures aux enfans d'un à trois ans, trois à quatre fois une à deux cuillers à café d'un vin spiritueux trituré avec un jaune d'œuf.

7°. Dans la *convalescence* des asthénies aiguës, et dans celle de l'hypersthénie, lorsque par l'abus de la méthode affaiblissante, elle s'est changée en faiblesse directe.

8°. On emploie le vin extérieurement dans presque toutes les maladies locales dues à l'asthénie de l'incitation.

a. Les fomentations vineuses, aromatiques et chaudes sont très-utiles dans les *contusions*, les *meurtrissures*, les *luxations*, les *fractures*, la *gangrène*, les *morsures*.

b. On emploie ces fomentations dans les *douleurs rhumatismales*, les *tumeurs froides*, les *hydropisies des articulations*, le *météorisme*, la *colique*, la *diarrhée*, la *dyssenterie*, les *vomissemens asthéniques*, &c.

c. Dans les *commotions du cerveau*, les *contusions* et *plaies* de la tête, les *inflamma-*

tions asthéniques des yeux, les *maladies asthéniques de la bouche*, &c.

d. Dans les asthénies universelles avec affection particulière d'une partie. En ce cas, on applique des fomentations sur l'organe spécialement affecté.

e. Dans l'asphyxie , on applique des fomentations vineuses et aromatiques, et des lavemens avec des fleurs d'arnica, de camomille infusées dans du vin.

On ajoute à ces fomentations du camphre, de la liqueur anodine, l'éther sulfurique, la teinture d'opium, de l'eau-de-vie, de l'alcool.

Mode d'administration. La dose du vin dans les asthénies doit être assortie à l'âge, au sexe, à la constitution, aux habitudes du malade, au degré du mal, à la force du vin, &c.

Il faut être très-réservé dans l'usage du vin, lorsque la susceptibilité est très-accumulée, et la maladie portée au plus haut point d'intensité ; si on l'administre, dans ces circonstances, à des doses trop grandes, il produit des anxiétés, une oppression de poitrine, une chaleur ardente, la céphalalgie, &c. Pris même en petite quantité , il ne convient presque jamais avant le repas aux hypocondriaques et aux femmes hystériques ; ils se plaignent de chaleur fugace, d'anxiété, de perte d'appétit, de renvois acides ; mais lorsqu'une quantité modérée d'alimens a diminué la susceptibilité trop abondante de l'estomac, les malades supportent très-bien le vin, qui favorise alors puissamment la digestion, et accroît l'énergie de toutes les fonctions.

Lorsque les malades, dans l'état de santé, n'ont pas été habitués à l'usage journalier du vin, il faut le leur administrer d'abord en petite quantité, par exemple, une à deux cuillerées, et en augmentant insensiblement la dose. Quand de grands buveurs de vin sont attaqués de maladies de faiblesse, on ne doit pas s'en tenir à ce seul stimulant auquel ils sont déjà accoutumés, il faut au contraire avoir alors recours à d'autres excitans plus actifs, donner des vins très-spiritueux à des doses plus fortes.

Quoique le vin cuit perde par la chaleur une partie de ses principes volatils, elle en rehausse cependant la propriété excitante, et il reste toujours un stimulant très-énergique.

Les *vins médicinaux* sont des stimulans positifs très-efficaces, et conviennent dans les asthénies, sur-tout dans les chroniques. En mettant 24 grammes (*6 gros*) de teinture amère dans un kilogramme (*2 livres*) de vin vieux de Bourgogne, on obtient un excellent vin amer, dont la dose est depuis 16 à 32 grammes ($\frac{1}{2}$ *à 1 once*) et au-delà.

Eau-de-vie, *esprit-de-vin*, aqua vitæ, spiritus vini rectificatus.

La bonne eau-de-vie et l'esprit-de-vin possèdent à un degré éminent les propriétés que j'ai attribuées au vin. L'eau-de-vie de Cognac est communément plus agréable que les autres espèces d'eau-de-vie. L'usage modéré de l'eau - de - vie est excitant et stomachique, l'alcool exerce une action prompte et subite dans les cas de lypothomie et de faiblesse accompagnées de mauvaises digestions et de flatuosités. On peut alors l'employer pur ou mêlé avec de l'eau tiède. Ce mélange a produit des effets fort heureux dans la goutte, maladie très-analogue à la dyspepsie.

L'eau-de-vie bue en excès affaiblit tout le corps, produit la dyspepsie, la goutte, &c. Les vieux buveurs d'eau - de - vie manquent ordinairement d'appétit ; ils sont souvent attaqués de consomption.

On a coutume de donner aux soldats un peu d'eau-de-vie, avant de les engager au combat, afin que cette liqueur, à raison de sa propriété stimulante, leur donne plus de force, plus de vigueur, plus de hardiesse, pour surmonter les dangers.

L'*arrack* s'obtient du ris, et le *rhum* de la canne à sucre.

Je suis persuadé que l'on pourrait employer l'eau-de-vie et l'esprit-de-vin dans un grand nombre de maladies asthéniques, contre lesquelles on prescrit fréquemment des remèdes exotiques très-chers. On en peut faire usage :

1°. Dans les *maux d'estomac*, la *dyspepsie*, la *perte de l'appétit*, la *cardialgie*, le *vomissement*, la *diarrhée*, la *colique*, &c. On administre aux malades l'eau-de-vie de Cognac, ou le rhum ; chez les personnes faibles on les mêle avec de l'eau tiède et un jaune d'œuf.

2°. Dans l'*hystérie*, l'*hypocondrie*, la *suppression des règles*, l'*étisie*, &c. On donne pour boisson aux malades de l'eau-de-vie de Cognac, ou du rhum mêlé avec de l'eau tiède, un jaune d'œuf et du sucre blanc.

On administre avec succès dans les maladies asthéniques la *boisson excitante* composée d'un kilogramme (2 *livres*) d'eau, de 32 grammes (*1 once*) d'alcool, et de 64 grammes (2 *onces*) de syrop d'écorces d'oranges.

L'esprit - de - vin employé extérieurement est très-utile pour fortifier les vaisseaux trop relâchés du corps animé. Il sera d'autant plus fort, qu'il aura perdu par la distillation une plus grande quantité de parties aqueuses.

On l'emploie :

1°. En fomentations comme l'esprit-de-vin camphré, dans les *luxations*, les *contusions*,

les

les *fractures*, les *inflammations asthéniques*, les *excoriations*, les *engelures*, &c.

2°. Pour arrêter les hémorragies, on en imbibe de la charpie, qu'on applique sur la partie saignante.

3°. On ajoute une quantité plus ou moins grande d'alcool aux fomentations excitantes.

L'esprit - de - vin s'emploie fréquemment pour préparer les teintures, les essences, les eaux spiritueuses, &c.

Liqueur anodine de Hoffmann (acide sulfurique alcoolisé) Liquor anodinus mineralis Hoffmanni.

La liqueur anodine occupe une place distinguée parmi les excitans diffusibles, elle jouit des mêmes propriétés que l'éther sulfurique, toutefois il faut l'administrer à des doses une fois aussi fortes que l'éther sulfurique.

On la prescrit rarement seule ; on l'unit à la teinture d'opium, à l'éther sulfurique, aux eaux aromatiques, aux infusions et aux décoctions excitantes. La liqueur anodine convient dans toutes les maladies où l'éther sulfurique est indiqué.

Mode d'administration. On ordonne la liqueur anodine à la dose de 20 à 100 gouttes sur du sucre blanc, on l'ajoute aux eaux aromatiques, aux infusions excitantes, &c.

L

Ether vitriolique (éther sulfurique), ether vitrioli , ether sulphuris.

L'éther sulfurique est un stimulant agréable au goût, efficace et très-volatil; il convient, par conséquent, dans toutes les maladies de faiblesse.

Administré à la dose de quelques gouttes, il répand une chaleur douce et agréable dans l'estomac, favorise la digestion, accroît le cours de la circulation, sollicite la transpiration, &c.

Lorsqu'on donne l'éther seul, il le faut administrer à des intervalles très-rapprochés; ce remède étant très-diffusible, son action est de courte durée.

Si le camphre par sa mauvaise odeur et son mauvais goût, répugne trop aux malades, on se sert alors, et presque avec le même avantage, de l'éther. Mais il est bon d'observer que les malades ne pourraient le supporter s'ils avaient quelques dispositions à la diarrhée.

Je présume que le mauvais effet de l'éther dans ces circonstances, peut bien dériver de ce qu'il est rarement pur, et de ce qu'il contient trop d'oxigène. Car, malgré qu'il soit bien préparé, ce gaz peut s'y combiner, ou parce que le vase qui le contient n'est pas exactement fermé, ou parce qu'on l'ouvre trop souvent.

On fait usage de l'éther sulphurique :

1°. Dans les *fièvres intermittentes*, le *synoch*, le *typhus*, la *pneumonie asthénique*, &c.

2°. Dans les *maladies chroniques*. Dans ce cas, on le combine avec les décoctions et infusions de quinquina, de fleurs d'arnica, de valériane, de roseau aromatique, de serpentaire de Virginie, de benoîte.

3°. Dans la *diarrhée*, la *dyssenterie*, le *cholera morbus*, les *vomissemens asthéniques*, associé à la teinture d'opium.

4°. Dans les maladies spasmodiques et convulsives, telles que la *colique venteuse et calculeuse*, la *migraine*, l'*hystérie*, l'*hypocondrie*, la *cardialgie*, l'*asthme*, les *douleurs rhumatismales*, la *catalepsie*, la *danse de St.-Gui*, l'*épilepsie*, &c.

5°. Dans l'*apoplexie*, la *mort apparente*, &c.

6°. Dans l'*empoisonnement* par des champignons, donné à de grandes doses sur du sucre blanc.

7°. Dans les *hernies incarcérées*, en le versant sur la hernie.

8°. On ajoute l'éther sulfurique aux linimens volatils et aux fomentations vineuses et aromatiques, dont on fait fréquemment usage dans les maladies asthéniques.

Mode d'administration. On prescrit l'éther sulfurique seul à la dose de 10 à 40 gouttes et au-delà sur du sucre blanc, à la dose de 4 à 12 grammes (*1 à 3 gros*) que l'on ajoute aux infusions excitantes, aux eaux aromatiques, &c., dont le malade prend toutes les heures une à deux cuillerées.

Quand on mêle l'éther sulfurique aux infusions ou aux décoctions stimulantes, il faut qu'elles soient refroidies, autrement il s'évaporerait.

Outre les différentes manières d'administrer l'éther sulfurique à l'intérieur, il en est une très-avantageuse, proposée par *M. Boullay*, pharmacien de Paris. Il est parvenu, par un procédé qui lui est particulier, à préparer, sous le nom de *sirop d'éther*, un médicament très-chargé de cette substance fugace, et dont chaque once en contient environ un gros. Cette potion officinale est d'un goût agréable. Elle a le grand avantage de faire arriver à l'estomac, auquel on la destine, toute la quantité d'éther prescrit ; en évitant la vaporisation qui a toujours lieu à la seule température de la bouche, lorsque ce médicament est administré sur du sucre, ou de toute autre manière.

Huile de thérébenthine, oleum terebenthinæ.

L'huile de térébenthine est la moins chère

des huiles éthérées, et en même temps une des plus efficaces; malgré son goût désagréable, on l'emploie fréquemment en médecine.

C'est une observation vulgaire que l'huile de thérébenthine donne aux urines une odeur de violette, même lorsqu'on se borne à faire absorber cette substance par les voies extérieures, et qu'elle exerce une influence très-marquée sur les couloirs de cette excrétion. Donnée à des doses trop fortes, elle produit une inflammation de l'estomac, une cardialgie violente, une inflammation des reins et un pissement de sang.

On fait usage de l'huile de térébenthine :

1°. Dans l'*hydropisie*, la *goutte*, l'*arthritis*, unie à l'aconit, &c.

2°. Dans les maladies asthéniques des voies urinaires, telles que la *suppression* de l'évacuation de l'urine, &c.

3°. Dans la *colique calculeuse*, les *inflammations asthéniques*. On fait avec l'huile de térébenthine des embrocations sur les parties affectées.

4°. Dans la *gangrène*, la *carie des os*, les *tumeurs froides*, &c.

5°. Dans les *plaies* des tendons et des nerfs; on verse sur les parties blessées de l'huile de térébenthine tiède, ce qui calme la douleur à l'instant.

Mode d'administration. On prescrit l'huile

de térébenthine à la dose d'une à 5 à 10 gouttes et au-delà , en l'associant à l'éther sulfurique , à la liqueur anodine , au camphre , à
la teinture d'opium , et pour modérer sa
causticité , on la triture avec des jaunes
d'œuf , du mucilage de gomme arabique , du
sucre blanc , &c.

L'observation apprend que les lavemens
térébenthinés ont souvent procuré une selle
dans les constipations les plus violentes. A
cet effet , on fait dissoudre 12 à 16 grammes
(3 *à 4 gros*) dans quantité suffisante de jaune
d'œuf , ou de mucilage de gomme arabique ,
puis on la délaye dans 192 ou 256 grammes
(*6 à 8 onces*) d'eau de fontaine.

L'huile de térébenthine est un excellent
remède pour guérir promptement les brûlures ; je n'ai pas besoin d'observer qu'elle ne
convient plus, lorsque la suppuration s'est
déjà établie. On en enduit avec la barbe
d'une plume la partie br lée , plus ou moins
souvent , suivant la violence du mal , tout au
plus néanmoins une fois par heure , puis on
la recouvre d'un plumaceau.

Huiles volatiles, olea essentialia.

Les huiles d'*anis* , de *fenouil* , de *menthe
poivrée*, de *cannelle* , de *camomille* , l'huile
animale de *Dippel* , sont des stimulans très-
énergiques, et conviennent dans toutes les

maladies où l'opium , le camphre , le musc ; &c. , sont indiqués. On peut les employer dans toutes les asthénies graves , et particulièrement :

1°. Dans la *colique* , la *cardialgie* , la *diarrhée*, les *vomissemens*, la *perte de l'appétit* , la *dyssenterie* , la *flatulence* , les *paroxismes hystériques*, les *crampes*, les *spasmes* , &c.

2°. Dans les *fièvres intermittentes* , le *sy-noch* , le *typhus*, &c.

Mode d'administration. On donne les huiles essentielles à la dose d'une à six gouttes et au - delà , avec du thé, du vin ; on les ajoute aux infusions et aux décoctions stimulantes ; on en prépare des eaux spiritueuses.

Digitale , folia digitalis purpureæ.

La digitale est un excitant volatil très-énergique ; donnée à des doses trop fortes , elle produit des éblouissemens , des vertiges , des maux de tête , des nausées , des vomissemens , &c.

On emploie cette plante :

1°. Dans les *hydropisies* , où elle produit souvent de bons effets, sur-tout en l'associant à d'autres stimulans efficaces , tels que le vin scillitique , la valériane , le quinquina , la benoîte , le roseau aromatique , la liqueur anodine , l'éther sulfurique , la teinture d'opium.

2°. Dans la *phthisie*, l'*étisie*, l'*amaurose*, la *maladie scrophuleuse*, les *tumeurs des glandes*.

3°. Dans l'*arthritis*, la *goutte*, le *rhumatisme asthénique*.

Mode d'administration. On administre la digitale en substance, depuis un quart de décigramme jusqu'à un décigramme ($\frac{1}{2}$ *jusqu'à 2 grains*). Dès que les symptômes fâcheux, dont j'ai parlé plus haut, se manifestent, on en suspend l'usage, ou on en diminue la dose; en infusion à la dose d'un à 8 grammes (*18 grains à 2 gros*) sur 320 grammes (*10 onces*) d'eau de fontaine.

Aconit, *herba*, extractum aconiti Napelli.

L'aconit est un excitant volatil très-énergique; il a souvent de bons effets dans les maladies chroniques, sur-tout en l'associant à d'autres stimulans, et en l'administrant à des doses convenables. On emploie l'aconit :

1°. Dans la *goutte*, l'*arthritis*, le *rhumatisme chronique*, &c.

2°. Dans l'*étisie*, la *phthisie*, et les autres affections asthéniques de la poitrine.

3°. Dans la *faiblesse de la vue*, l'*amaurose*, &c.

4°. Dans les *tumeurs des glandes*, le *squirre*, &c.

5°. Dans la *manie*, la *mélancolie*, &c.

6°. Dans les *douleurs syphillitiques*.

Mode d'administration. On administre d'abord l'aconit à la dose d'un quart de décigramme ($\frac{1}{2}$ *grain*), en augmentant successivement la dose, sous forme de pilules avec l'opium, le camphre, &c. Dès qu'on s'apperçoit qu'il produit des vertiges, des maux de tête, des éblouissemens, des nausées, des vomissemens, &c., on en suspend l'usage pendant quelques jours, et on prescrit un autre excitant efficace.

L'extrait de Napel convient dans les mêmes maladies où la plante d'aconit est indiquée, particulièrement dans l'*épilepsie*, la *mélancolie*, la *manie*, l'*arthritis*.

Mode d'administration. On prescrit l'extrait d'aconit Napel à la dose d'un demi-décigramme, et on le porte graduellement à la dose de 5 à 15 décigrammes (*1 à 10 jusqu'à 30 grains*). On l'ordonne en poudre avec du sucre blanc, ou en pilules avec le camphre, l'opium, &c.

Camphre, camphora.

Le camphre est un des plus puissans remèdes que possède la médecine. Pour en bien connaître les grands effets et l'énergie si utile, rappelons sa saveur chaude et forte, son odeur si violente et si tenace, sa volatilité , son expansibilité , sa propriété d'enlever le calorique et de se réduire promptement en gaz. Considérons quelque tems après son administration dans l'estomac , portant sa vapeur sur les fibres et les houppes nerveuses , pénétrant rapidement toutes les cavités onvertes , s'insinuant dans les absorbans de tous les genres. Remarquons surtout qu'il n'agit nulle part avec sa masse , cette forme épaisse , et pour ainsi dire pesante , qu'il a lorsqu'on en applique un morceau sur la langue , ou lorsqu'on le roule dans la bouche.

Pris à l'intérieur , le camphre produit tous les phénomènes qu'occasionnent les stimulans les plus énergiques. Il augmente la chaleur animale , accroît l'énergie de toutes les fonctions , accélère la fréquence du pouls , favorise la transpiration , produit une sécheresse de la bouche , une soif vive et une diminution notable de tous les symptômes , qui sont l'effet de la faiblesse , et aggrave la violence de l'hypersthénie. Donné à des doses trop fortes et à des intervalles rapprochés , il occasionne des vertiges , des maux de tête , des éblouissemens , une chaleur mordicante , des anxiétés , des tremblemens des membres , des convulsions , le délire , des nausées , des vomissemens , &c.

On a disputé avec beaucoup de chaleur

sur la propriété du camphre : les uns l'ont regardé comme un excitant ; d'autres comme un sédatif. On a adopté cette dernière opinion, parce qu'on a observé qu'il rafraîchit et qu'il diminue la fréquence du pouls. Si l'on réfléchit que la fréquence du pouls et l'augmentation de la chaleur de la peau sont souvent des symptômes de faiblesse, on concevra facilement comment le camphre agit en calmant ces symptômes. Certes, il ne produit pas de tels effets par une propriété sédative. Le vin peut aussi diminuer, dans certains cas, la fréquence du pouls : dirons-nous pour cela qu'il est un sédatif ? Les personnes sensibles ont de la peine à supporter le camphre : cependant, lorsqu'il est donné à petites doses et à des intervalles rapprochés, il n'occasionne aucun des inconvéniens qu'on lui attribue. Le camphre est utile dans toutes les affections asthéniques, et par conséquent nuisible dans les maladies hypersthéniques. Quoi qu'en dise *Werlhoff*, les péripneumonies guéries par le camphre étaient nerveuses et malignes, comme on peut s'en assurer en consultant les ouvrages de *Baglivi*, qui employait cette substance avec tant de succès dans les pneumonies nerveuses, qu'il allait jusqu'à lui attribuer une vertu spécifique.

L'observation journalière apprend que le

camphre est un de nos meilleurs remèdes, tant dans les asthénies universelles que dans les maladies locales dues à la faiblesse de l'incitation. On en fait usage :

1°. Dans les *fièvres intermittentes* portées au plus haut degré d'intensité.

2°. Dans le *synoch*, le *typhus* simples, la *frénésie*, la *pneumonie asthénique*, la *fièvre puerpérale*, l'*entéritis*, l'*hépatitis*, la *peste*, &c. En ces circonstances, il occasionne quelquefois des nausées, des vomissemens, la diarrhée, phénomènes que produisent souvent les autres excitans diffusibles, alors on diminue la dose du camphre, on le combine avec des aromates agréables au goût, des eaux spiritueuses, l'éther sulfurique, l'opium, &c. ; on applique sur l'abdomen des fomentations chaudes et aromatiques ; on fait sur ce viscère des embrocations avec des linimens volatils, et ces symptômes fâcheux disparaissent sur-le-champ.

3°. Dans la *diarrhée*, le *cholera-morbus*, la *dyssenterie*, avec une émulsion de gomme arabique et une eau spiritueuse.

4°. Dans les maladies de faiblesse, accompagnées d'inflammation externe, telles que la *goutte*, la *rhumatalgie*, le *rhumatisme asthénique*.

5°. Dans les fièvres exanthématiques, comme la *variole confluente*, la *rougeole*, la *scarlatine*, l'*érysipèle asthéniques*.

6°. Dans la *manie*, la *mélancolie*, l'*épilepsie*, la *catalepsie*, la *danse de Saint-Gui*, &c.

7°. Dans la *faiblesse de la vue*, l'*amaurose*, administré intérieurement et extérieurement ;

8°. Dans les accès d'*hystérie* et d'*hypocondrie*, l'*étisie*, la *phthisie pulmonaire* accompagnées de diarrhée et de sueurs colliquatives ;

9°. Pour combattre les mauvais effets occasionnés par l'abus des mercuriaux ;

10°. Le camphre est un des meilleurs stimulans externes. Dans les maladies asthéniques très-graves avec des affections locales, son application extérieure seconde efficacement son administration intérieure : on le dissout dans l'huile d'olives, l'alcool ; on y ajoute l'éther sulfurique, la teinture d'opium, la liqueur anodine, &c., et on en fait des embrocations avec la main, la barbe d'une plume ou une flanelle chaude sur les parties douloureuses ;

11°. L'usage du camphre est très-étendu et très-multiplié dans la chirurgie : on l'emploie seul, ou sous forme d'onguent, de liniment, ou dissous dans l'alcool, &c., dans les *inflammations asthéniques des yeux*, les *vieux ulcères fongueux*, les *inflammations et tumeurs érysipélateuses*, la *gan-*

grène, les *engelures*, les *douleurs calculeu-ses* avec de la gomme arabique.

Mode d'administration. Le camphre s'administre à des doses très-variées et sous plusieurs formes; on peut en donner un demi jusqu'à 5 décigrammes (*1 à 10 grains*). L'âge du malade, le degré de l'asthénie détermineront la dose de ce remède. Dans le synoch et le typhus, on commencera par donner le camphre en petites doses, et on les augmentera graduellement, jusqu'à en faire prendre 8 grammes (*2 gros*) en vingt-quatre heures. Ce n'est qu'à ces doses que le camphre est capable de sauver le malade, lorsque tous les autres stimulans ont été infructueux.

On peut associer le camphre à d'autres excitans convenables, tels que la teinture d'opium, l'éther sulfurique, la liqueur anodine, le musc, le bon vin de Bourgogne, de Frontignan, d'Espagne, &c.; les infusions aromatiques, les eaux spiritueuses, la serpentaire de Virginie, le quinquina, la limaille de fer, &c. Chez les enfans, on l'administre à la dose d'un huitième, d'un sixième ou d'un demi-grain.

Lorsque les organes de la digestion sont très-affaiblis, comme dans la diarrhée, la dyssenterie, le typhus, on fait bien de donner le camphre dans des boissons mucilagineuses, ou trituré avec le mucilage de gomme

arabique, mêlé à une eau aromatique spiritueuse.

L'*esprit-de-vin camphré* est un stimulant
extérieur très-énergique ; il se prépare en
mettant 32 grammes (*une once*) de camphre
dans un demi-kilogramme (*une livre*) d'alcool. Il s'emploie dans les *affections asthéniques locales* dont les maladies universelles
sont fréquemment accompagnées, dans les
inflammations topiques dues à la faiblesse
de l'incitation, dans les *contusions*, les *meurtrissures*, les *luxations*, les *fractures*, la *paralysie*, les *tumeurs froides*, les *douleurs
internes*, l'*asphyxie*, &c. On augmente
la force de l'esprit-de-vin camphré , en lui
ajoutant une dose convenable de liqueur
anodine , d'éther sulfurique , de teinture
d'opium.

Le *liniment de savon camphré* est un des
meilleurs excitans externes ; sa confection
s'opère en faisant dissoudre 40 grammes (*10
gros*) de camphre, et 96 grammes (*3 onces*)
de savon de Venise dans un demi-kilogramme (*une livre*) d'alcool.

On l'emploie en embrocations :

1o. Dans les *inflammations* et les *douleurs
asthéniques intérieures*.

2o. Dans les *crampes*, les *spasmes*, les *convulsions*, la *colique*, l'*hystérie*, l'*hypocondrie* , dans ces trois derniers cas, on en fait

des embrocations sur la poitrine et l'abdomen.

3°. Dans les *contusions*, les *luxations*, les *fractures*, les *inflammations externes*, les *engelures*, les *brûlures*, &c.

4°. Dans les *tumeurs chroniques* et *œdémateuses*.

5°. Dans l'*incontinence d'urine*, les *crampes* et *spasmes de la vessie* et les *douleurs calculeuses*.

6°. Dans la *paralysie*, l'*apoplexie*, la *mort apparente*, &c.

On peut ajouter à ce liniment la teinture d'opium, l'huile animale de Dippel, l'éther sulfurique, une plus grande quantité de camphre qu'il n'en contient.

On augmente beaucoup l'efficacité de ce liniment, en chauffant auparavant la partie sur laquelle on veut l'appliquer, et en frottant doucement cette partie avec un linge très-fin.

L'*onguent camphré* se prépare en faisant triturer 2 grammes (*un demi-gros*) de camphre avec 32 grammes (*une once*) d'axonge de porc. Cet onguent est un bon stimulant externe dont on peut faire usage dans les *légères excoriations et brûlures*, les *tumeurs hémorroïdales*, celles *des glandes*, les *douleurs asthéniques*, &c.

L'emplâtre

L'emplâtre de savon camphré mérite la préférence sur tous les autres emplâtres excitans : il produit de bons effets dans les *inflammations* et *indurations chroniques*, les *tumeurs froides*, la *diarrhée chronique*, la *faiblesse de l'estomac*, les *douleurs asthéniques*, &c. Il est vrai que les embrocations faites avec l'esprit-de-vin ou le liniment de savon camphré, sont plus énergiques et plus excitantes que l'application de cet emplâtre, mais elles ne sont pas si commodes ni d'un usage aussi facile que ce dernier.

L'emplâtre de savon camphré se fait en mêlant ensemble un demi-kilogramme (*une livre*) d'emplâtre diachylum simple avec 64 grammes (2 *onces*) de savon de Venise, et 24 grammes (*6 gros*) de camphre.

Musc. Moschus.

Le musc contient une huile essentielle très-pénétrante et très-volatile ; il est, à mon avis, après l'opium, le remède le plus efficace que nous ayons dans la matière médicale.

Parmi les excitans les plus usités, le musc est celui que je préfère. Cet excellent remède prescrit à une dose convenable, a fréquemment guéri des *typhus* qui avaient résisté à tous les autres excitans. Nous sommes malheureusement obligés de nous servir souvent d'un musc falsifié et de mauvaise qualité.

M

M. Gren (1) en comparant la cherté de ce remède dans la Chine avec le prix qu'il coûte en Europe, n'est pas éloigné de croire que tout le musc qui se vend en Europe est falsifié. Le musc se vend en Chine au poids de l'or.

Pris intérieurement, le musc accroît l'énergie de l'incitation du corps entier, la chalenr animale, la fréquence du pouls, favorise la transpiration, &c.

On emploie le musc :

1°. Dans le *synoch* et le *typhus*. Dans ces formes de mal-aise, cette substance est le remède souverain, elle produit souvent des effets étonnans ; il faut commencer par la donner en petites doses, que l'on augmente successivement.

2°. Dans la *pneumonie*, la *frénésie*, la *scarlatine*, l'*érysipèle asthéniques*, la *variole confluente*, portés au plus haut point d'intensité.

3o. Dans les affections spasmodiques et convulsives, telles que la *coqueluche*, l'*asthme*, la *catalepsie*, le *trisme*, le *tétane*, les accès d'*hystérie* et d'*hypocondrie*, &c.

4°. Dans l'*apoplexie*, donné à des doses très-fortes.

Voyez *Traité de pharmacologie par Gren, professeur à Halle, tome 1er. page 164.*

5$_0$. Dans les plus violentes *douleurs ar-thritiques, goutteuses et rhumatismales.*

6°. Dans la *gangrène.*

Il arrive souvent que certains malades, sur-tout les femmes hystériques, ont une répugnance invincible pour le musc, il produit des anxiétés, des convulsions, des nausées, des vomissemens, ce qui empêche le médecin de l'ordonner, et l'oblige à avoir recours à d'autres remèdes moins efficaces.

Mode d'administration. Dans les fièvres asthéniques très-graves, comme le synoch, le typhus, les convulsions, les spasmes; on donne aux adultes, chaque demi-heure, de 3 à 5 décigrammes (*de 6 à 10 grains*) de musc en substance dans du vin de Bourgogne, de Frontignan, d'Espagne, &c., ou dans un thé aromatique. La teinture de cannelle spiritueuse est le meilleur véhicule pour administrer le musc. On augmente successivement les doses de musc au point qu'en vingt-quatre heures on en donne quelques gros. Il ne produit l'effet désiré que quand il est prescrit à de grandes doses.

On donne le musc seul avec du sucre, ou combiné avec le camphre, l'opium, la cannelle, la serpentaire de Virginie, &c.

Dans la variole confluente, la rougeole asthénique, la coqueluche, on administre au malade toutes les demi-heures depuis un jusqu'à un décigramme et demi (2 *à 3 grains*) de musc dans un véhicule convenable.

Opium. Opium thebaïcum.

L'opium est le meilleur et le plus énergique stimulant volatil que possède la matière médicale. Il n'y a que très-peu de maladies asthéniques qui ne cèdent pas à l'usage convenable de ce remède, et peut-être pas une seule qui ne puisse être considérablement atténuée par cette substance.

Les adversaires de la nouvelle doctrine médicale regardent l'opium comme un calmant, un sédatif. Mais quels motifs ont-ils d'attribuer à ce médicament des vertus antispasmodiques et calmantes ? Ils ne manqueront pas de répondre que les expériences faites depuis plusieurs siècles, ont démontré que l'opium dissipait sur-le-champ la plupart des affections convulsives, spasmodiques et douloureuses. C'est à tort que l'on a cru jusqu'à présent que les crampes, les convulsions, la douleur doivent toujours leur origine à une surabondance intensive du principe vital dans les organes souffrans. Cette doctrine est en contradiction avec l'expérience qui apprend que ces différentes formes de mal-aises sont produites par la faiblesse de la fonction vitale.

Les remèdes, dits calmans, sédatifs, sont

des plus énergiques dont la médecine fasse usage. En effet, de ce qu'une substance médicamenteuse devient calmante et assoupit dans certains cas, et avec certaines conditions, s'ensuit-il qu'elle soit sédative? N'est-il pas étonnant qu'on en soit réduit, en médecine, à raisonner d'une manière si étrange? Mais si tout ce qui provoque le sommeil est sédatif, il faut dire que l'homme ne se nourrit pas d'autre chose, et que tout ce qui fait impression sur lui doit être appelé *sédatif*, puisque tout cela, dans des circonstances déterminées, amène le sommeil (1). Quand on a fait un repas copieux, quand on est beaucoup fatigué, quand l'ame est dans l'accablement, pour quelque cause que ce soit, ou physique ou morale, le sommeil s'empare bientôt de nos sens; le froid, le chaud, la douleur même répandent des pavots sur tout ce qui respire; l'état de l'atmosphère a aussi quelquefois la même influence : il faudra donc dire que la nourriture copieuse, la fatigue, le froid, le chaud, la douleur même sont sédatifs; qui peut soutenir un pareil langage?

Pris dans l'état de santé, l'opium invite à

____

(1) Voyez mon *Traité de la propriété exclusivement stimulante de l'opium.*

à la gaieté le Turc qui en fait habituellement usage, anime son courage, la circulation de son sang est accélérée, ses forces s'augmentent, son imagination s'exalte. Est-il sur le champ de bataille, il montre une ardeur extrême au combat ; au milieu de son sérail, il sacrifie à Vénus avec la même valeur qui l'eût animé sous les drapeaux de Bellone. Les Orientaux font usage de l'opium au lieu de l'eau-de-vie, ils en obtiennent les mêmes effets ; à Batavia, il jette dans une espèce de fureur les naturels du pays.

Suivons la succession des phénomènes généraux chez un sujet en santé auquel on fait prendre une dose un peu considérable d'opium, quand il n'y est pas accoutumé. Bientôt il éprouve une chaleur générale ; son pouls se développe et bat avec violence ; son visage s'anime et se colore ; sa respiration devient plus fréquente ; la transpiration insensible est augmentée ; tout annonce un surcroît d'énergie et d'activité dans l'action des différens systêmes. Les fonctions cérébrales participent à cette incitation ; une gaieté insolite s'empare du sujet, son imagination s'allume, les plus grands obstacles ne font qu'irriter son courage, il brave sans hésiter les périls, la mort même. Si on lui administre une nouvelle dose plus forte que la première, les mêmes phénomènes reparaîtront avec plus de violence encore. L'un deviendra colère, vindicatif, la rage le transportera ; un autre sera absorbé dans une espèce de stupeur, et tombera dans un affaiblissement général, il sera timide, taciturne, puis il deviendra hardi et courageux ; un troisième pleurera, chantera, dansera ; ses yeux s'enflammeront, son pouls sera dur, fréquent ; il éprouvera des convulsions terribles, puis des vertiges, des envies de vomir, des nausées, des vomissemens copieux ; il tombera sans connaissance, et une vraie apoplexie ou léthargie viendra mettre fin à ses souffrances.

Qu'un sujet, toujours dans les mêmes conditions, prenne une dose modérée d'opium, un quart de grain ou un demi-grain, alors le système animal sera encore excité, légèrement à la vérité, et les autres phénomènes relatifs à la vie animale auront lieu d'une manière plus paisible, au point même que, communément, l'individu sera livré à un sommeil presque naturel, quelquefois tranquille, et quelquefois agité, qui enfante des illusions agréables ou des fantômes hideux.

Que le même sujet enfin prenne une dose un peu plus forte, par exemple, un grain, son énergie vitale recevra un accroissement violent, mais cet état d'incitation augmentée n'est que passager ; un assoupissement profond lui succédera bientôt ; toute la vie de relation sera suspendue ; les sens se fermeront aux impressions extérieures ; l'action cérébrale sera interrompue , les muscles des membres seront dans un état complet de relâchement ; la sensibilité bientôt s'émoussera , une torpeur réelle gagnera les membres, la stupeur présentera l'apparence du sommeil , à la suite duquel la sueur se montrera plus ou moins abondante ; le malade s'éveillera ou sortira de l'état de stupeur , il éprouvera un sentiment de froid , de faiblesse qui sera plus ou moins de temps à se dissiper entièrement.

Le vin , l'eau-de-vie , le punch et toutes les autres liqueurs spiritueuses , que tout le monde met au nombre des excitans , comparés à l'opium , produisent le même effet , et présentent la plus parfaite analogie.

L'accroissement intensif d'énergie de l'incitation est donc l'effet immédiat de l'action de l'opium sur l'économie vivante ; il anime d'abord toutes les fonctions, puis produit une hypersthénie qui se change en faiblesse indirecte , effet secondaire de la manière d'agir de ce remède.

L'état de langueur et de faiblesse dont l'usage de l'opium est suivi , doit être attribué à l'épuisement qu'entraînent ses premiers effets , épuisement que rien ne peut réparer, comme une dose de ce même cordial ; c'est aussi ce que font les Turcs dévots, à qui le vin est défendu par la loi de Mahomet. Mais une pâleur habituelle, qui les fait reconnaître d'abord, le tremblement de leurs membres, et une espèce d'imbécillité, sont les suites ordinaires de l'abus qu'ils font de l'opium. C'est ainsi que ceux qui se livrent aux excès du vin ou de l'eau-de-vie, ne peuvent se tirer de l'abattement qu'ils éprouvent ensuite, qu'en prenant de nouveau quelques liqueurs spiritueuses. On devrait donc aussi mettre le vin, l'eau-de-vie et les liqueurs alcoolisées, qui produisent le même effet que l'opium, au nombre des calmans.

L'opium est très-salutaire dans toutes les maladies de faiblesse, telles que les douleurs violentes, la colique, l'iléus, la goutte, l'arthritis, le rhumatisme asthénique, l'odontalgie, l'ontalgie, les fièvres intermittentes, le synoch, le typhus, la fièvre jaune, la peste, l'inflammation asthénique, la gangrène, la migraine, l'hystérie, l'hypocondrie, les spasmes et convulsions, dus à la débilité de l'incitation. C'est un excellent remède dans l'épilepsie, la catalepsie, la jaunisse, la danse de St. - Gui, la diarrhée, la dyssenterie, la pneumonie asthénique, les hémorroïdes, les hémorragies, la fièvre puerpérale, l'hydropisie, les affections asthéniques de la poitrine , &c. &c.

Les remèdes qu'on a trouvés convenables dans toutes ces maladies , sont les stimulans positifs (*fortifians*), tels que les bains chauds, les bouillons de viande, les vins généreux , les substances aromatiques, les eaux spiritueuses, l'éther sulfurique, le camphre , le kali volatil, le musc, les huiles essentielles, la valériane , la benoîte , les fleurs d'arnica, &c. Les saignées , les purgatifs, les émétiques , le nitre, les boissons aqueuses et acidules, la diète végétale, le froid , &c. , entraînent toujours des suites fâcheuses dans ces formes de mal-aise.

L'usage de l'opium n'est indiqué dans aucune maladie où les forces du système sont intensivement augmentées. Il nuit particulièrement dans les affections inflammatoires (*hypersthéniques*), et si l'on y a recours , on voit bientôt tous les symptômes d'inflammation prendre une nouvelle intensité et de nouveaux accidens se développer. Il augmente la chaleur, la soif, la rougeur du visage , la dureté et la fréquence du pouls. La violence de ces symptômes venant enfin à s'appaiser à mesure que le pouvoir excitant du remède se dissipe, ils sont remplacés par des phénomènes d'un autre genre, qui annoncent une diminution des forces vitales , et ce que *Brown* appelle asthénie indirecte.

Si les médecins sont vraiment convaincus de la propriété calmante de l'opium, pourquoi leur pratique est-elle en contradiction avec leurs principes ? Que n'en font-ils usage dans les maladies et les inflammations hypersthéniques, où il faut affaiblir l'énergie de l'incitation par la saignée, les purgatifs, les émétiques, le régime végétal, les boissons aqueuses et acidules, &c. Les inflammations où l'opium a eu de bons effets provenaient de la faiblesse générale du principe vital, et dans ce cas, c'était une asthénie, et non une hypersthénie de l'incitation.

Tous les plus célèbres médecins, tant anciens que modernes, ont conseillé l'opium dans les maladies de faiblesse, et le regardent comme dangereux dans celles dues à un excès de force : Tels sont *Hippocrate, Sthaal, Tralles, Sydenham, Boerhave, Huxham, Fr. Hoffmann, Triller, Haller; Sarcone, Ramanzini, Baglivi, Cullen, Stoll, Weikard, Richter, P. Frank, J. Frank, Marcus, Rœschlaub, Thomann, Brera, Rasori, Scarpa, Solinghi, Lafont-Gouzi*, &c. &c.

Presque tous les médecins ; et sur-tout les chirurgiens, en dépit de leurs principes théoriques sur la manière d'agir de l'opium, en font toujours usage contre les spasmes, les convulsions, les douleurs continues et violentes, l'insomnie, les hémorragies, les

fièvres intermittentes et continues, la diarrhée, la dyssenterie, les vomissemens copieux, &c., après les grandes opérations :
or toutes ces maladies, à quelques exceptions
près, appartiennent aux asthénies.

Que penser après cela de la vertu préten-
due calmante de l'opium ? Quoi ! cette substance que *Sydenham* regardait avec raison
comme le plus puissant cordial qu'il y eût
dans la nature, et qui fut si souvent une
ancre de salut pour ses malades, qui réveille
la gaîté, excite l'ardeur guerrière, dispose
au travail et à la fatigue ; qui développe le
pouls, produit la rougeur de la face et de la
peau ; qui chez des nations entières tient lieu
de vin, en produit tous les effets, et remplace avantageusement les stimulans les plus
énergiques, comment l'a-t-on pu appeler
calmant, selon le sens ordinaire ?

De tout ce qui précède, il résulte que l'o-
pium est un des excitans les plus énergiques
et les plus salutaires que nous ayons. Nous
avons vu qu'administré à une dose modérée,
à un homme en santé, il accroît la force de
l'incitation, qu'une dose trop considérable
produit l'hypersthénie, puis l'asthénie indirecte. L'observation de tous les jours démontre qu'il est très-utile dans les maladies
de faiblesse et nuisible dans celles engendrées
par un excès de force. A l'appui de cette opi-

nion vient l'autorité des plus grands médecins tant anciens que modernes, qui en ont toujours retiré un grand avantage dans les asthénies, et en ont proscrit l'usage dans les hypersthénies.

L'analogie parfaite qui existe entre la manière d'agir de l'opium et celle de tous les stimulans positifs, parle hautement en faveur de la propriété excitante de ce remède. La chaleur, les bains chauds, les vins généreux, la nourriture animale, la joie, la colère, que tous les médecins mettent au nombre des fortifians, produisent le même effet que l'opium. Leur action modérée renforce l'intensité de la vie, leur impression excessive produit l'hypersthénie, ou la faiblesse indirecte; ils ont de bons effets dans les asthénies, et aggravent la violence des maladies dues à une énergie trop exaltée de l'incitation.

L'opium agit sur tout l'organisme, et principalement :

I⁰. Sur les organes assimilateurs.

II°. Sur le cerveau et le systême nerveux.

III⁰. Sur le systême cutanée, il favorise la transpiration.

On emploie l'opium :

1°. Dans les *fièvres intermittentes*. Dans les fièvres intermittentes ordinaires, où la débilité n'est pas considérable, et où les organes digestifs ne sont pas trop affaiblis, les infusions de valériane , de fleurs d'arnica , de serpentaire de Virginie , l'eau de menthe poivrée, avec l'éther sulfurique, la liqueur anodine , le camphre, suffisent communément pour les guérir. Dans les fièvres intermittentes pernicieuses , et les autres intermittentes montées au plus haut degré d'intensité , l'opium est un remède souverain ; mais l'accumulation de la susceptibilité ne permet pas d'employer cette substance à grandes doses; on donne tous les quarts-d'heure, ou toutes les demi-heures, ou toutes les heures, une à deux gouttes de teinture d'opium , on en porte les doses suivant les circonstances jusqu'à cinq à six gouttes , ensuite on les diminue.

L'expérience journalière apprend que l'opium seul guérit souvent les fièvres intermittentes, lorsque le quinquina et d'autres stimulans efficaces ont été employés sans succès.

2°. Dans le *synoch* et le *typhus* simples, où l'opium est un des meilleurs remèdes à employer. On administre la teinture d'opium tous les quarts d'heure , ou toutes les demi-heures à la dose d'une à deux gouttes ; on augmente chaque heure la dose d'une goutte, puis on la porte successivement à six gouttes, et au-delà , on les diminue à mesure que la violence de la maladie décroît.

3°. Dans le *synoch* et le *typhus* avec affection locale d'un ou plusieurs organes, comme la *pneumonie*, l'*érysipèle*, la *scarlatine*, la *fièvre puerpérale*, l'*entéritis*, l'*hépatitis*, la *gastritis*, le *rhumatisme*, la *frénésie*, la *rougeole* asthéniques, la *variole confluente*. On fait en même temps des embrocations volatiles sur les parties douloureures, et on applique pardessus des fomentations chaudes, aromatiques et vineuses, auxquelles on peut ajouter une dose convenable de camphre et d'alcool.

4°. Dans les asthénies où le cerveau et le systême nerveux sont particulièrement attaqués ; telles sont la *manie*, la *mélancolie*, la *paralysie*, à la suite de l'apoplexie, l'*insomnie*, le *trisme*, le *tétane*, la *catalepsie*, la *danse de St.-Gui*, l'*apoplexie*, la *coqueluche*, &c.

5°. Dans la *peste*, la *fièvre jaune*, la *fièvre des prisons et des camps*.

6°. Dans les *hémorragies*, l'*asthme convulsif*, l'*hystérie*, l'*hypocondrie*, la *colique*, &c.

7°. Dans la *goutte*, l'*arthritis*, le *rhumatisme chronique*.

8°. Dans la *toux asthénique*, la *phthisie pulmonaire*, pour arrêter la diarrhée et les sueurs colliquatives.

9°. Dans la *diarrhée*, la *dyssenterie*, le

cholera-morbus. C'est le remède le plus effi-cace que nous ayons pour combattre ces for-mes de mal-aise.

10°· Dans la *jaunisse,* la *dyspepsie,* la *cardialgie.*

11°. Dans l'*hydropisie,* la *suppression et le flux immodéré des règles* dus à la fai-blesse.

12°. Dans les *vomissemens violens et con-tinus* qui se manifestent souvent dans les ma-ladies asthéniques. En ces circonstances, la susceptibilité de l'estomac est fréquemment si accumulée, qu'il ne supporte que de très-faibles doses de cet excellent remède. On en administre toutes les cinq minutes ou tous les quarts-d'heure, une, deux ou trois gout-tes, en observant de les donner dans un vé-hicule infiniment petit, afin d'éviter que la trop grande quantité de celui-ci n'excite l'es-tomac au vomissement. On fait en même temps des embrocations volatiles sur la ré-gion épigastrique, et on applique pardessus des fomentations chaudes, aromatiques et spiritueuses.

13°. Dans la *gangrène,* combiné avec le musc.

14°. Dans la *maladie vénérienne,* accom-pagnée d'une fièvre asthénique, ou lorsque l'abus des mercuriaux a produit une faiblesse considérable.

15°.

15. Dans les maladies asthéniques de la vessie, telles que la *rétention d'urine*, la *paralysie du col de la vessie*, &c.

16°. Dans les *hernies étranglées*, employé intérieurement et extérieurement.

17°. Dans les *ophthalmies asthéniques*. La teinture d'opium délayée avec de l'eau tiède ou une eau aromatique, est toujours couronnée d'un succès heureux.

18°. Dans les *maux de dents et d'oreilles*. On imbibe du coton avec la teinture d'opium, et on l'introduit dans la dent creuse ou dans l'oreille.

19°. On emploie la teinture d'opium en embrocations, associée à l'éther sulfurique, au camphre, à la liqueur anodine, dans les *inflammations et douleurs asthéniques*, soit internes, soit externes.

Chez certains sujets et dans certains cas d'asthénie directe, il faut administrer l'opium avec la plus grande précaution, une très-petite dose étant déjà capable de produire des vertiges, des étourdissemens, des nausées, des envies de vomir, et même des vomissemens. Mais le médecin prévient facilement ces accidens fâcheux, s'il le donne sous une forme d'après laquelle il pourra précisément calculer la quantité d'opium qu'il prescrit au malade. A cet effet, la forme liquide de l'opium me paraît mériter la préférence sur toutes les autres, en ce que par l'addition d'une eau aromatique distillée, d'un syrop, d'une infusion ou d'une décoction, on peut compter d'avance la quantité d'opium que le malade prendra chaque fois, et en général, combien il en prend dans un temps déterminé.

L'opium n'est pas toujours pur ; on y trouve fréquemment des morceaux de têtes de pavot ou des feuilles d'autres plantes, fréquemment du sable, ou des filamens noirs et foncés, du suc de réglisse. On reconnait facilement la bouse de vache et la gomme arabique dont on se sert ordinairement pour le falsifier.

Pour les usages de la médecine, l'opium ne s'emploie pas tel qu'il est ordinairement dans le commerce, il a nécessairement besoin d'être purifié. On le laisse amollir dans un vaisseau plein d'eau au bain marie. On passe ensuite avec expression, et alors il prend le nom de laudanum.

Mode d'administration. On administre l'opium sous différentes formes. On le prescrit en substance à la dose d'un quart de grain, d'un demi à un grain et au-delà dans les maladies chroniques ; lorsque le malade s'est habitué à l'usage de ce remède, on en doit souvent porter la dose jusqu'à un gramme (*18 grains*), et dans le *trisme* et le *tétane*, on est quelquefois obligé de l'administrer à la dose d'un demi à un gramme (*9 à 18 grains*) et au-delà, en l'associant au camphre, au quinquina, à la serpentaire de Virginie, à la valériane, &c. L'observation apprend que l'opium en substance mérite, dans plusieurs cas, la préférence sur les teintures, et qu'il produit souvent de bons effets, lorsque les teintures deviennent insuffisantes.

La *teinture thébaïque* se prépare en faisant dissoudre 64 grammes (*2 onces*) d'opium dans ½ kilogramme (*1 livre*) d'eau de cannelle spiritueuse. Douze gouttes contiennent à-peu-près un demi-décigramme (*1 grain*) d'opium. On la donne seule à la dose de 2 à 20 gouttes, ou on la combine avec la liqueur anodine, l'éther sulfurique, ou on l'ajoute aux infusions et décoctions excitantes.

De toutes les teintures d'opium, celle de *Mr. Eckard* est la meilleure que nous ayons jusqu'ici; sa confection s'opère en faisant digérer dans un vase bien bouché, pendant six jours dans un endroit chaud ou au bain marie, 64 grammes (*2 onces*) d'opium purifié, 4 grammes (*1 gros*) de girofles, dans 256 grammes (*8 onces*) d'eau de cannelle, et 128 grammes (*4 onces*) d'alcool; on passe ensuite avec expression, et l'on filtre la liqueur. Dix gouttes de cette teinture contiennent à-peu-près un demi-décigramme

(*1 grain*) d'opium. On l'administre seule à
la dose d'une à 12 gouttes et au - delà sur du
sucre blanc, ou avec la liqueur anodine,
l'éther sulfurique, la teinture de gaïac, et
on la mêle avec les eaux spiritueuses, les
infusions et décoctions stimulantes.

Le *sirop diacode* est un bon excitant
pour les enfans ; 32 grammes (*1 once*) contiennent un demi-décigramme (*1 grain*) d'o-
pium. On administre ce sirop seul à la dose
d'une cuiller à café , ou on le mêle avec des
eaux spiritueuses et les potions excitantes.

On donne fréquemment l'opium en lavement, et dans ce cas, on peut tripler ou qua-
drupler la dose. Cette manière de l'administrer est indiquée :

1°. Dans le cas d'un spasme ou d'un autre
empêchement de l'œsophage qui rend la dé-
glutition très-difficile.

2°. Lorsque le malade vomit ce qu'il prend,
ou qu'il a une répugnance invincible pour
les remèdes pharmaceutiques.

3°. Quand le mal a principalement son
siége dans le tube intestinal , comme cela arrive dans le ténesme ; dans ce cas, le contact
immédiat de ce stimulant procure un soulagement subit. Il faut cependant avoir soin de le
mêler avec des mucilagineux et des huileux ,
pour qu'il n'excite pas trop violemment.

4°. Lorsque la vessie urinaire, qui gît près

le rectum, est frappée d'un haut degré d'asthénie directe ou de paralysie, que l'excrétion de l'urine est entièrement supprimée, ou qu'un spasme pareil contracte l'utérus et le vagin, dans ces circonstances, un lavement avec l'opium procure souvent un soulagement instantanée.

Dans l'usage et la composition des lavemens opiatiques, il faut avoir soin :

1°. Que l'opium soit bien trituré et divisé, pour qu'il ne s'attache pas aux plis des boyaux, n'irrite pas excessivement et trop long-temps un même endroit.

2°. Que la quantité dans laquelle il est dissous, ne soit pas trop grande, autrement le malade ne garderait pas long-temps le lavement. Chez les adultes, 96 à 128 grammes (*3 à 4 onces*) de liquide suffisent ; chez les femmes, les enfans, les sujets très-incitables, il suffit d'une ou de deux onces, en y ajoutant un peu de mucilage de gomme arabique ou d'huile.

3°. On fera auparavant évacuer les excrémens contenus dans le rectum.

4°. Il ne faut pas outrepasser la dose indiquée, autrement ce remède énergique pourrait produire une asthénie indirecte, qui finirait souvent par emporter le malade.

S'il y a des empêchemens qui ne permettent pas l'emploi des lavemens opiatiques , comme des fistules au rectum, la chûte de ce viscère, des hémorroïdes gonflées et douloureuses, &c. &c., et que l'on croye l'usage de l'opium nécessaire, on se servira de la solution d'opium dans l'alcool, dont on fait des embrocations sur le bas-ventre. La dose est depuis 3 à 5 décigrammes (*6 à 10 grains*) et au-delà.

On a aussi recommandé une mixture d'opium avec le mucilage de gomme arabique ou de l'huile d'olives, pour injecter dans la gonorrhée virulente.

On ajoute la teinture d'opium aux linimens volatils, aux fomentations excitantes ; on mêle l'opium en substance avec les emplâtres stimulans.

Il me reste encore quelques mots à dire sur les moyens à employer quand on a administré une trop forte dose d'opium. Les uns vantent l'émétique, qui est sans doute le meilleur remède, si ce stimulant se trouve encore dans l'estomac, ce qui est possible, même au bout de quelques heures, principalement lorsqu'il a été pris en substance. Si ce temps est passé, ou qu'il ait été donné dans une solution telle que la teinture d'opium, les uns conseillent les acides végétaux, les purgatifs, les saignées, en un mot, la méthode affaiblissante ; d'autres, du nombre desquels est la majeure partie des médecins des deux derniers siècles, recommandent le vin, les excitans diffusibles les plus efficaces, comme l'alkali volatil, au moyen duquel *Ridlein* a rappelé à la vie un homme agonisant pour avoir pris une trop forte dose d'opium. Ces deux méthodes qui paraissent se contredire, ont sans doute chacune sa valeur réelle, mais seulement dans les différentes espèces de mal-aise, produites par une trop grande quantité de ce remède. Si son usage immodéré produit une hypersthénie de l'incitation, le visage devient rouge, la respiration précipitée, le pouls plein, fort et dur, &c., les affaiblissans, et sur-tout la saignée, sont indiqués. Si, au contraire, le stimulant trop énergique de l'opium a donné naissance à une asthénie indirecte, que le malade soit assoupi, décoloré, pâle, la respiration faible et lente, le pouls fréquent, m l et petit, le corps recouvert de sueurs froides et glutineuses, les seuls moyens capables d'agir sur la susceptibilité près de s'éteindre, sont de recourir aux stimulans les plus diffusibles et les plus efficaces.

IIe. CLASSE.

STIMULANS NÉGATIFS.

(Affaiblissans.)

Oxymel simple. Oxymel simplex.

L'oximel simple se prépare de la manière suivante. On met un demi-kilogramme (*une livre*) de miel blanc ou de Narbonne et 256 grammes (*8 onces*) de vinaigre blanc dans un vase de faïence, et l'on fait évaporer, à l'aide d'une douce chaleur, jusqu'à consistance de sirop bien cuit, ayant soin d'enlever l'écume qui se forme. On passe à travers une étamine.

L'oxymel simple est un faible stimulant négatif. On en fait usage dans les maladies hypersthéniques, on l'ajoute aux potions affaiblissantes, aux mixtures purgatives, à la dose de 32 à 64 grammes (*1 à 2 onces*) et au-delà.

On emploie aussi l'oxymel simple pour préparer une boisson affaiblissante dans les hypersthénies : on met 64 grammes (*2 onces*) d'oxymel sur un litre (*une pinte*) d'eau de fontaine. Cette boisson est très-agréable au goût, peu chère, et seconde efficacement l'action des autres stimulans négatifs que l'on prescrit pour combattre les maladies dues à un excès de force.

Acétate d'ammoniaque. Spiritus Minde-reri. Acetatum ammoniacale.

Ce sel a une action remarquable sur l'économie animale, et principalement sur le système cutanée ; il favorise la transpiration, provoque la sueur, c'est la substance qu'on nommait *esprit de Mindérérus.*

L'acide acétique forme ce sel en se combinant avec l'ammoniaque. Les pharmaciens pour procéder à sa formation, jettent du vinaigre blanc sur du carbonate d'ammoniaque (*alkali volatil*) jusqu'à cessation de toute effervescence. Il n'y a plus ensuite qu'à filtrer la liqueur et l'on possède l'acetate ammoniacal.

On fait usage de l'acétate d'ammoniaque :

1°. Dans toutes les légères hypersthénies, sur-tout dans celles accompagnées d'une suppression de la transpiration.

2°. Dans le déclin des hypersthénies violentes, principalement dans celles qui affectent particulièrement la peau, telles que la *rougeole,* la *variole,* la *scarlatine* hypersthéniques. Pour diminuer uniformément l'énergie de l'incitation dans tous les organes, il faut affaiblir celle du système cutanée ; à cet effet on emploie des sudorifiques, et, en ce cas, il n'y en a pas de meilleur que l'esprit de Mindérérus.

3°. Dans le *rhumatisme*, la *toux*, le *catarre* hypersthéniques.

4°. Dans la *convalescence* de toutes les hypersthénies graves.

Mode d'administration. L'acétate d'ammoniaque est administré seul à la dose de 4 à 32 grammes (*un gros à une once*) et au-delà, ou on l'ajoute aux potions affaiblissantes et purgatives.

L'acétate d'ammoniaque liquide est susceptible de s'altérer; en conséquence il n'en faut préparer à la fois qu'une très-petite quantité.

Sel ammoniac. (*Muriate d'ammoniaque*).
Sal ammoniacum.

Le sel ammoniac, de même que tous les autres sels neutres, agit en stimulant négatif. Donné à grandes doses, il purge et devient un affaiblissant très-énergique. On l'emploie avec succès dans toutes les hypersthénies, combiné avec d'autres affablissans, suivant la violence de la maladie. Lorsque l'hypersthénie n'est pas trop grave, ce remède seul, conjointement avec un régime végétal, des boissons aqueuses et acidules, suffit pour la guérir dans l'espace de quelques jours.

Mode d'administration. La dose de sel

ammoniac est de 5 à 20 décigrammes (*10 à 40 grains*) dissous dans de l'eau de framboises ; pour en corriger le mauvais goût, on ajoute à cette solution l'extrait de réglisse ou le sirop de framboises.

On peut combiner ce sel avec la crême de tartre, le nitre, le sel de Glauber, le vinaigre, &c.

Crême de tartre. (*Tartrite acidule de potasse*). Cremor tartari.

La crême de tartre est un excellent affaiblissant; donnée à de fortes doses, elle pousse par les selles. On la prescrit dans les hypersthénies, en l'unissant à d'autres débilitans appropriés au degré de la maladie.

Mode d'administration. Le tartrite acidule de potasse est administré depuis la dose de 8 jusqu'à 64 grammes (2 *gros à* 2 *onces*) dissous dans un véhicule convenable. On l'associe au sel de Glauber, au nitre, &c.

Nitre. (*Nitrate de potasse*). Nitrum.

Le nitre est un des plus énergiques affaiblissans que nous ayons, il ne purge que quand il est administré à des doses très-considérables. L'usage du nitrate de potasse est indiqué.

Dans les hypersthénies telles que la *frénésie*, la *pneumonie*, le *rhumatisme*, l'*angine*,

&c., hypersthéniques. Ces maladies sont produites par un excès de force, et ne cèdent
qu'à la méthode affaiblissante ; ce remède
produit alors toujours de bons effets. Cependant il ne convient pas dans l'opportunité
hypersthénique, quand ces maladies ne sont
pas bien prononcées et qu'elles ne sont pas
graves ; en ce cas, le régime, le repos, l'air
froid, les boissons aqueuses et acidules, &c.,
suffisent pour ramener la santé ; un débili-
tant aussi énergique que le nitre pourrait entraîner des suites fâcheuses.

Mode d'administration. On fait dissoudre depuis 4 à 8 grammes (*1 à 2 gros*) de
nitre dans 192 grammes (6 *onces*) d'eau de
fontaine ; le malade en prend toutes les heures une à deux cuillerées, on ajoute à
cette solution le mucilage de gomme arabique, avec le sirop commun ou le sirop de
framboises, l'oxymel simple, &c. Le nitre se
donne en poudre avec du sucre blanc à la
dose de 5 à 10 décigrammes (*10 à 20 grains*).

Emétiques. Purgatifs. Emetica. Purgantia.

Les sels neutres à bases alkalines et ter-
reuses, les sels métalliques agissent d'une
manière directe en stimulans négatifs par la
tendance qu'ils ont à oxider, à dissoudre les
parties organiques exposées à leur impression immédiate. Il suit de là que les vomitifs,

tels que le tartre émétique, le sulfate de soude, le nitrate de potasse, le sulfate de magnésie, &c., appartiennent aux affaiblissans et doivent de toute nécessité diminuer l'énergie de l'estomac et du tube intestinal, et par conséquent, celle de l'organisme entier.

Les évacuations des humeurs qui ont lieu après l'usage des sels neutres ou métalliques, employés soit comme vomitifs, soit comme purgatifs, ne sont pas des effets immédiats de ces influences, mais ils sont les effets de la faiblesse qu'ils produisent dans les premières voies, laquelle débilité détermine une plus grande affluence des humeurs vers ces organes, comme nous verrons plus bas.

Les émétiques et les purgatifs débarrassent le canal intestinal d'une quantité plus ou moins grande de fluides. Ils privent donc le corps d'un agent incitant qui agissait continuellement sur une surface très-étendue, et, par conséquent, ils doivent nécessairement affaiblir tout le système.

L'utilité des évacuans dans les maladies hypersthéniques peut être prouvée par des faits de pratique connus de tout le monde. *Stoll* rapporte plusieurs observations de frénésie et de fièvres bilieuses dues à un excès de force vitale, guéries par les émétiques. La méthode évacuante guérit les ophthalmies, l'esquinancie, les légères pneumonies hypersthéniques', &c. L'utilité des purgatifs doux dans les vraies maladies inflammatoires a déjà été reconnue par *Sydenham, Huxham, Bœrhave* et d'autres médecins célèbres; mais le bon effet qu'ils produisent n'est point dû à l'évacuation des humeurs putrides; il vient uniquement de la faiblesse qu'ils occasionnent dans les premières voies, et de l'évacuation des humeurs qui en résulte; car on les emploie avec un succès marqué dans les fièvres hypersthéniques où l'on ne découvre aucun symptôme gastrique. Les émétiques et les purgatifs sont presque les seuls remèdes dont les médecins se servent dans le traitement de l'érysipèle, de la scarlatine, de la rougeole, de la variole hypersthéniques, &c.

Les émétiques doivent être placés au nombre des débilitans très-énergiques, en réfléchissant à la grande faiblesse dont le vomissement est suivi et laquelle est produite :

1º. Par la dissipation des forces du malade, résultant de l'effort de l'estomac pour rejeter par la bouche ce qu'on lui a fait prendre par la même voie, et ce qui est contenu dans l'estomac.

2°. Par l'évacuation d'humeurs qu'ils produisent par le haut, et quelquefois en même temps par le bas.

3º. Par la sueur abondante et l'augmentation de l'excrétion de l'urine que les émétiques occasionnent.

4°. Par les sensations désagréables, le mal-aise général, les nausées, les envies de vomir qui surviennent après l'introduction des émétiques dans l'estomac.

5°. Enfin, par la secousse mécanique dont le vomissement est accompagné, &c., laquelle agit en affaiblissant.

Le mieux-être que ces sortes de remèdes produisent quelquefois dans les asthénies, sans affection locale des organes assimilateurs, n'est que momentanée ; les symptômes gastriques reparaissent bientôt après avec plus de violence, et la maladie s'exaspère.

L'observation de tous les jours apprend que les médecins prescrivent les évacuans dans presque toutes les maladies asthéniques. Cette pratique meurtrière change très-fréquemment les fièvres très-légères en synoch, en typhus, qui se terminent par la mort. Pourquoi affaiblir par des émétiques l'estomac déjà très-débilité par l'action des puissances nuisibles ? N'est-il pas déraisonnable de fatiguer encore davantage le tube intestinal déjà affaibli par la maladie, au point qu'il n'est plus capable de faire ses fonctions ? Combien de fois alors ne survient-il pas de vomissemens violens et continus que rien ne peut plus arrêter, et pour comble de malheur le météorisme se joint ordinairement à ce symptôme fâcheux. On ne peut pas douter qu'il n'en soit l'effet; car il se déclare rarement, lorsque la méthode stimulante positive a été employée dans le début de la maladie.

La méthode émético-purgative donne naissance à une foule de maladies chroniques, telles que la mélancolie, l'hypocondrie, l'hystérie, la cardialgie, la faiblesse d'estomac, la dyspepsie, les obstructions au bas-ventre, les constipations opiniâtres, &c.

C'est un préjugé généralement répandu qu'il faut se purger au moins deux fois par an, au printemps et en automne, pour bien nettoyer l'estomac et le tube intestinal, afin qu'ils puissent mieux exercer la fonction importante qui leur est confiée. Le peuple et la tourbe médicale considèrent le corps vivant comme un bocal, une retorte, ou comme un canal, et croient tout bonnement que les alimens, les boissons, &c., en passant par l'estomac et les intestins, s'attachent en partie aux parois de ces viscères, lesquels étant enduits d'une croûte trop épaisse, ne peuvent plus faire leurs fonctions, et que l'unique moyen de leur rendre leur énergie convenable est de les bien nettoyer et balayer par les émétiques et les purgatifs. Ces médecins sont loin de penser que l'organisme animé est

doué

doué d'une activité interne, qui s'oppose aux efforts destructeurs des objets du dehors ; ils le regardent comme entièrement soumis à l'action des influences extérieures, sans avoir la propriété de le modifier, d'après les lois de son énergie intérieure. Si ces *docteurs émético-laxatifs* s'étaient familiarisés avec la théorie de l'incitation, ils ne considéreraient pas l'organisme animal comme une casserole que le cuisinier fait récurer lorsqu'elle est infectée d'ordures, pour la rendre plus propre aux usages de la cuisine. Quand l'énergie vitale est assez forte, elle élabore convenablement les humeurs, élimine hors du corps les particules hétérogènes, et assimile les autres à la substance de l'organisme. La déviation de l'énergie convenable de l'incitation est la cause productrice des saletés gastriques dans les asthénies sans affection locale du tube intestinal ; de là il résulte que la méthode curative des maladies saburrales doit uniquement consister à ramener l'énergie de l'incitation dans ses justes bornes.

Nonobstant l'action débilitante des évacuans, nos plus fameux médecins, tels que MM. *Pinel, Alibert,* &c. &c., les prescrivent dans les maladies avec *embarras gastrique ;* si on demande à ces messieurs les motifs d'une conduite aussi bizarre, ils répondront que les émétiques sont indiqués quand

les malades éprouvent des nausées, des vomissemens spontanées, des rapports nidoreux,
une céphalalgie plus ou moins violente, lorsqu'un sentiment d'amertume se manifeste
dans l'intérieur de la bouche, lorsque l'haleine est repoussante, la langue et le palais
recouverts d'un enduit blanchâtre ou jaunâtre très-épais, lorsqu'il survient des dégoûts,
des inappétences, une pression à la région
épigastrique, ainsi qu'un état de cardialgie et
d'anxiété à l'orifice de l'estomac ; ils préten-
dront que le besoin des purgatifs se déclare par
une lourdeur épigastrique et une tension in-
commode des hypocondres et de l'abdomen.
La présence des saburres dans la cavité intes-
tinale s'annonce par la fétidité de l'haleine,
par la langueur des digestions, par des selles
de mauvaise qualité, par la diarrhée, &c.

Tâchons donc de leur prouver que les amas
de bile et de saburres dans les premières voies
doivent être constamment attribués à la faiblesse relative des organes de la digestion ;
prouvons-leur de plus que ces prétendus signes gastriques sont le plus souvent dus à toute
autre cause qu'aux saburres, aux glaires, à
la bile, &c. et que leur présence exige rarement l'emploi des émétiques et des purgatifs.

Lorsque nous jouissons d'une parfaite
santé, c'est-à-dire, lorsque l'énergie de l'incitation n'est ni trop forte ni trop faible, les

fibres de l'estomac et du tube intestinal ont la contractilité qui est nécessaire pour exercer convenablement leurs fonctions respectives ; les différentes humeurs destinées à la digestion, telles que la salive, la bile, le suc gastrique, se sécrètent en quantité convenable, et ne sont nullement viciés. Les alimens excitant notre appétit, sont bien digérés, et fournissent un bon chyle : le superflu de ces alimens est poussé vers le rectum, et rejeté au-dehors par le mouvement péristaltique des intestins. Mais aussitôt que nous avons ressenti trop fortement l'influence d'une puissance affaiblissante agissant particulièrement sur les organes assimilateurs, la digestion ne se fait plus avec autant de facilité et d'énergie ; les fibres musculaires de l'estomac ne se contractent plus avec la même force, la salive, la bile, le suc gastrique et les autres humeurs s'altèrent ; elles sont trop ou trop peu abondantes. Les alimens mal digerés forment un mauvais chyle. Le mouvement péristaltique ne s'exétant plus avec une énergie convenable, les alimens ne peuvent être poussés dans les intestins ; ils séjournent dans l'estomac, et y subissent une fermentation qui leur est propre, il s'en dégage un gaz qui contribue à distendre de plus en plus l'estomac.

Il est très-facile de faire voir que les signes

O 2

gastriques ne doivent pas toujours être attribués à la saburre et à la bile.

Que les affections gastriques puissent être
occasionnées par des causes purement débilitantes, c'est ce dont tout le monde peut avoir
occasion de se convaincre. On a vu des gens
dans le meilleur état de santé, perdre tout-
à-coup l'appétit, en apprenant une fâcheuse
nouvelle, et éprouver une répugnance invincible pour la nourriture, des nausées, des
vomissemens. Un excès de colère excite
quelquefois chez une personne en santé des
tremblemens, une évacuation abondante de
bile et d'autres symptômes. Personne cependant n'imaginera, en pareille circonstance,
que ce soit à une congestion de bile ou de
glaires qu'on doive attribuer ce dérangement, et que la guérison consiste dans l'é-
vacuation de ces saletés. Il vaudrait autant
attribuer le diabetès à un superflu d'urine,
et administrer des diurétiques, ou les sueurs
colliquatives à un superflu de sueur que l'on
chasserait du corps par des diaphorétiques.

Les personnes qui mènent une vie séden-
taire sont sujettes à différentes incommodi-
tés, et particulièrement à celles qui annoncent une mauvaise digestion. Or, que vaut-
il mieux attaquer, dans ce cas, les humeurs
corrompues des premières voies, ou la faiblesse générale du système? Sur quel motif se

fonde-t-on pour regarder l'amertume de la bouche comme une preuve qu'il existe de la bile dans les premières voies? En réfléchissant que tout ce qui est amer n'est pas de la bile, que l'amertume de la bouche a souvent lieu le matin chez les gens en santé, et qu'elle disparaît dès qu'on a déjeûné, sans avoir évacué de la bile, on aura de la peine à admettre l'amertume de la bouche comme un symptôme gastrique. Une personne qui a dormi la bouche ouverte a, le lendemain, la bouche sèche et amère. L'amertume de la bouche se fait appercevoir au commencement d'un accès de fièvre intermittente, et elle l'accompagne pendant toute sa durée; mais fréquemment elle cesse avec lui, pour ne reparaître qu'avec un nouveau paroxisme.

L'on n'est pas mieux fondé à imputer à la bile la saleté de la langue, la couleur jaune des yeux, du visage et des crachats. La couleur ne peut jamais servir de base à un jugement certain. Tout ce qui apparaît en effet dans le corps humain avec une couleur jaune, ne l'a pas toujours reçue de la bile. Les échymoses locales sont rouges au commencement; ensuite elles se colorent nécessairement de noir, de verd, et enfin de jaune. Dira-t-on pour cela que la bile est la cause des échymoses? Non sûrement; et pour moi je suis porté à rapporter plutôt la couleur jaune du visage, de la langue, &c. &c., à la lymphe coagulable du sang, qui en est séparée dans les maladies. De même je crois que les crachats jaunes dans la pneumonie, ne proviennent pas de la bile. Je suis plutôt porté à attribuer cette couleur au sang, qui, dans l'accroissement de la maladie, s'y trouve encore mêlé en grande quantité. De là viennent les crachats sanguinolens, ensuite lorsque la maladie est à son déclin, il est moins mêlé aux crachats, et ainsi ils ne prennent plus une couleur rouge, mais ils deviennent jaunes. Je suis convaincu que, dans un grand nombre d'ictères, la couleur jaune des malades n'est pas due à la bile. Peut-être doit-on attribuer à une cause de la même nature, cette jaunisse passagère qui survient quelquefois après un accès de colère violent, et dont la formation est trop prompte pour pouvoir être attribuée à la présence de la bile transportée par les absorbans jusqu'à la peau; cette couleur jaune provient, à mon avis, d'une très-petite quantité de sang, répandu dans le tissu cellulaire, où il est délayé avec d'autres fluides. C'est par cette raison que cette espèce de jaunisse ne me paraît être autre chose qu'une légère hémorragie qui a lieu dans le système vasculaire. La jaunisse qu'on observe dans certains cas de fièvres malignes, et notamment dans la fièvre jaune, reconnaît probablement une pareille origine. La langue est presque toujours recouverte dans l'esquinancie hypersthénique d'une muscosité jaunâtre qui, sans doute, ne provient pas de la bile, mais de la lymphe coagulable qui transsude des parties enflammées.

La diarrhée est rarement occasionnée par les saburres et une surabondance de bile, elle naît ordinairement à la suite d'une grande frayeur, ou de quelque autre passion violente, ou lorsqu'on a éprouvé aux pieds un froid vif. La diarrhée qui se manifeste fréquemment dans les maladies inflammatoires (hypersthéniques), ne provient pas sans doute des saburres, puisque *Sydenham* l'a souvent guérie par la saignée. Dira-t-on, après cela, qu'elle est produite par la bile ?

Chez les enfans jusqu'à l'âge de cinq ans, si d'ailleurs ils sont d'une bonne constitution, la langue n'est jamais chargée dans les dyssenteries et les diarrhées qui les tuent. On les voit mourir de diarrhées colliquatives, pendant que leur langue est ordinairement rouge et nette.

Les jeunes garçons depuis huit jusqu'à douze ans, sont souvent attaqués de fièvres gastriques graves, et même de fièvres putrides, portées au plus haut point de violence, tandis que la langue a sa couleur naturelle, ou qu'elle est très-peu chargée. Cependant, durant le cours de la maladie, ils rendent des excrémens et des vers d'une odeur fétide.

Presque tous les fumeurs de tabac ont la langue chargée, sans avoir l'estomac rempli de glaires et de saburres; presque toutes les personnes d'une constitution cachectique, dont le sang est appauvri, ont la langue pâle, blanchâtre, souvent pâteuse, sans avoir des amas de bile et de glaires dans les premières voies, et sans éprouver le moindre mal-aise. Après la terminaison des fièvres gastriques, la langue reste toujours chargée, malgré l'usage répété des émétiques et des purgatifs. Elle ne se nettoie que par l'usage des alimens succulens, des boissons spiritueuses, des remèdes excitans positifs, l'exercice, l'air de la campagne, &c.

Les nausées, les vomissemens ne prouvent pas mieux la présence des congestions gastriques. Que de nausées, que de vomissemens n'éprouvent pas ceux qui voyagent sur mer, sur-tout lorsqu'ils sont à jeûn ! Les femmes éprouvent ordinairement, au commencement de leur grossesse, des nausées et des vomissemens ; elles vomissent une quantité considérable de bile, au point que les malades n'en rendent pas tant dans les fièvres bilieuses montées au plus haut degré d'intensité. Combien de fois ne voit-on pas que même les plus robustes vomissent une grande quantité de bile, lorsqu'elles sont en voiture ? La même chose arrive à la suite des lésions de tête. Les personnes sensibles vomissent souvent lorsqu'elles regardent d'en haut d'un précipice, ou qu'elles fixent les yeux sur un objet qui se meut en rond et avec rapidité. Le vomissement causé par un met dégoûtant, par une saignée, celui qui accompagne une syncope, ne sauraient être attribués à une pareille cause. L'*illustre Joseph Frank* connut une personne qui ne peut marcher sur la neige sans vomir. Un excès de colère excite chez plusieurs personnes des vomissemens bilieux. Une forte secousse du corps, la luxation de quelque articulation, une hernie incarcérée, provoquent des vomissemens copieux de matières bilieuses ; ils sont produits également par l'inflammation hypersthénique des poumons, des reins, du foie, de l'utérus, &c. On les calme en appaisant l'inflammation par la saignée, les purgatifs, le nitre, le régime végétal, les boissons aqueuses et acidules ; personne, dans ces différens cas, ne songe à les attribuer à une surabondance de bile.

Un cheveu, un insecte, un objet dégoûtant mêlé aux alimens les plus agréables, peuvent aussi exciter des nausées et des vomissemens. Le chatouillement avec la barbe d'une plume, introduite dans l'œsophage, provoque le vomissement chez les personnes délicates; elles éprouvent encore cet effet lorsqu'elles ont regardé le soleil avec trop d'attention. Une pierre dans les reins ou les uretères occasionne des vomissemens abondans de bile. Le vomissement se manifeste ordinairement après l'inoculation de la variole et après l'action des contagions sur l'organisme animal. Le paroxisme des fièvres intermittentes épidémiques est fréquemment accompagné de vomissemens, qui disparaissent lorsque la sueur se manifeste. Les femmes hystériques éprouvent fréquemment des vomissemens copieux. Enfin ce phénomène peut être produit par une infinité d'autres causes, sans qu'on soit obligé, pour l'expliquer, de recourir à la saburre et à la bile.

Nous voyons tous les jours des malades attaqués d'un *cholera-morbus* violent, vomir une grande quantité de bile. Ne serait-il pas ridicule d'attribuer cette maladie à l'abondance de cette humeur, et un émétique ne produirait-il pas alors les effets les plus pernicieux? Aussi le *célèbre Richter* observe-t-il avec raison que ceux qui, dans de semblables maladies, s'amusent à évacuer la bile et les glaires, sans remonter à la cause qui donne naissance à la trop grande sécrétion de ces humeurs, sont semblables à ce médecin qui, ayant été consulté par un homme attaqué d'une salivation extraordinaire, lui conseilla de cracher souvent.

L'amertume de la bouche, l'enduit jaunâtre de la langue, les envies de vomir, &c., n'annoncent donc pas d'une manière certaine la présence des saletés gastriques dans les premières voies ; on observe ces symptômes dans toutes les hypersthénies et asthénies violentes, et il arrive souvent que la langue est rouge et nette, quoique les impuretés soient la cause unique du mal-aise.

Je m'en vais essayer de rendre raison des symptômes gastriques, et on verra que la matière peccante n'en est pas la cause, et qu'ils sont produits par un degré déterminé de l'hypersthénie, ou de l'asthénie, ou par une maladie locale.

Afin qu'un suc déterminé soit sécrété de la masse générale des sucs, il est nécessaire que celle-ci soit en partie portée dans un appareil particulier ; qu'elle soit exposée à l'action des organes qui le constituent, et que le même appareil possède l'énergie vitale convenable pour opérer les sécrétions et les excrétions.

Les sécrétions et excrétions peuvent être augmentées de deux manières.

1°. Lorsque l'énergie vitale des vaisseaux en connexion avec les organes sécréteurs ou excréteurs est considérablement augmentée relativement à l'activité vitale des glandes de ces organes.

2°. Quand la diminution absolue et relative de l'énergie vitale des organes sécréteurs est plus grande que celle de l'activité vitale des organes qui sont en connexion avec ceux-là, alors les vaisseaux sécréteurs opposent une très-faible résistance à l'abord des humeurs qui leur arrivent par les autres organes.

De ce que je viens de dire, il résulte,

a. Que l'hypersthénie peut être la cause de l'augmentation de la sécrétion. Supposé que l'hypersthénie dans les vaisseaux qui charient des fluides aux organes sécrétoires soit beaucoup plus violente que dans les glandes de ces derniers, l'affluence des humeurs vers ces parties sera augmentée.

b. Que l'asthénie est souvent la cause des sécrétions augmentées. Toutes les fois que la faiblesse est plus grande dans les glandes des organes sécréteurs que dans les organes qui sont en connexion avec ces parties, les sécrétions doivent de toute nécessité être plus abondantes.

c. Qu'une maladie locale produit souvent le même effet, lorsqu'elle contribue à favoriser l'affluence des fluides vers les organes sécréteurs, ou qu'elle rend les glandes incapables de s'opposer à l'abord des humeurs; comme une lésion mécanique, une corrosion chimique dans les glandes des organes sécréteurs et excréteurs.

L'espèce des sécrétions et des excrétions, augmentée d'après les susdites observations, dépend des organes sécrétoires et excrétoires dans lesquels ou par rapport auxquels elles ont lieu.

Si ces aberrations ont lieu,

1₀. Par rapport aux organes où se fait le travail de la sécrétion et de l'excrétion de la *bile* et des *glaires*, il en résulte une sécrétion et une excrétion plus abondante de ces humeurs.

2°. Par rapport aux organes du foie et aux conduits ou couloirs en communication avec eux, lorsqu'il existe en même temps cette aberration de laquelle dépend la tendance au vomissement, des *renvois* et un *goût amer et bilieux* se manifestent, et la *langue* devient *chargée* et *jaunâtre*.

La *langue chargée*, les *dents sales et encroûtées*, &c., sont des phénomènes les plus fréquens de mal-aise. Une quantité plus ou moins grande de pituite blanchâtre ou jaunâtre recouvre la langue vers sa base et dans le plus haut degré de la maladie vers les bords.

Beaucoup de glandes muqueuses ont leur

siége sur la superficie de la langue, dans l'intérieur de la bouche, dans l'œsophage, &c. Ainsi, toutes les fois que la sécrétion de ces glandes, sur-tout de celles dont la superficie de la langue est tapissée, ou des parties en connexion avec celles-ci est augmentée, sans que l'excrétion soit aussi forte, le phénomène susdit doit avoir lieu. Ce que j'ai dit plus haut de l'augmentation de la sécrétion en général, est applicable aux glandes muqueuses et à leurs connexions avec d'autres organes, principalement avec ceux qui leur apportent des humeurs. De là il suit que l'hypersthénie, l'asthénie ou une maladie locale peuvent être la cause productrice de la sécrétion augmentée de glaires.

L'expérience est d'accord avec cette assertion, en apprenant que la langue est chargée,

1°. Dans toutes les inflammations hypersthéniques de la gorge, où les glandes muqueuses en connexion avec celles de la langue, du palais, sont frappées d'un plus haut degré d'hypersthénie que les glandes pituitaires de ces organes. On observe aussi très-souvent ce symptôme dans le rhumatisme, la pneumonie, la variole, la rougeole, l'érysipèle, la scarlatine, &c., hypersthéniques.

2°. On observe le même phénomène dans

un grand nombre de maladies asthéniques, telles que les fièvres intermittentes, le synoch, le typhus, la diarrhée, la dyssenterie, &c.

3º. Ce symptôme se présente aussi très-fréquemment dans toutes sortes de maladies locales, par exemple, les ulcères, les grandes suppurations, les humeurs, &c.

Il suit de là que ce phénomène de mal-aise dépend de la rupture de l'équilibre régulier de l'énergie de l'incitation des organes pituitaires, et de ceux qui sont en connexion immédiate avec eux ; et cette rupture provient d'une différence graduelle de l'hypersthénie ou de l'asthénie de l'incitation dans ces parties, ou d'une maladie locale.

Il est possible que, dans beaucoup de circonstances, les glaires qui recouvrent la langue soient portées en partie de l'œsophage et du larynx sur la langue. Alors ce phénomène est dû à la sympathie ; mais malgré cela, il est toujours vrai de dire qu'il est le produit de la rupture de l'équilibre régulier de l'incitation, à cela près que les parties relativement les plus faibles sont directement les glandes muqueuses de la langue et des parties adjacentes.

Les causes produisant l'enduit de la langue étant portées au plus haut point d'intensité, soit qu'elles aient lieu dans la partie antérieure ou postérieure de la bouche, sont causes que les dents deviennent *sales, encroûtées et fuligineuses.*

Il résulte de là que la langue chargée, les dents sales ne nous autorisent pas à porter un jugement sur la qualité muqueuse des humeurs. Les causes énumérées jusqu'ici ayant lieu, ce phénomène se manifestera, quelle que soit la qualité de la masse humorale.

Le *vomissement*, de même que les *nausées*, les *envies de vomir*, les *renvois*, appartiennent aux symptômes de mal-aise, qui se manifestent très-souvent dans différentes maladies. Tous ces phénomènes sont dus à la même cause, mais proportionnés aux différens degrés de cette cause, de même qu'ils ne sont eux-mêmes différens entre eux que par le degré, et par les suites qu'ils produisent.

Le vomissement consiste dans une évacuation violente par l'œsophage et la bouche, des matières contenues dans l'estomac. Cette évacuation ne peut avoir lieu que quand le mouvement péristaltique du tube intestinal est renversé, et que ce renversement s'étend jusqu'à l'estomac et l'œsophage, ou quand l'estomac, à partir du pylore, se contracte avec force, et que ces contractions s'étendent jusqu'au cardia et l'œsophage. Plus sou-

vent

vent la série de ces mouvemens est répétée, plus les vomissemens sont fréquens.

La cause du vomissement consiste donc dans la direction des contractions fortes de l'estomac, à partir du pylore et du duodenum, vers le cardia, l'œsophage et la bouche.

Cette direction ou renversement dépend de ce que l'énergie vitale du duodenum et du pylore est plus grande que celle de l'estomac, du cardia et de l'œsophage ou de ce que le mouvement péristaltique de l'œsophage et de l'estomac est plus faible que celui du pylore, du duodenum, &c. Je suppose ici comme démontré, que le mouvement part toujours de l'organe qui oppose la plus grande résistance vers la partie la plus faible.

Les circonstances de la cause du vomissement peuvent être très-variées; il survient, lorsque l'énergie de l'incitation dans l'œsophage, ou principalement dans la partie supérieure de l'estomac, est plus affaiblie que dans sa partie inférieure, sur-tout vers le pylore et le duodenum. Il résulte de là, que la différence graduelle de l'asthénie peut contenir la raison suffisante des vomissemens, lorsqu'elle est beaucoup plus violente dans la partie supérieure de l'estomac que dans le duodenum, le pylore.

L'observation confirme entièrement cette assertion.

P

1o. Une quantité trop considérable de **vin**, d'eau-de-vie, d'opium, &c., produit **une** asthénie indirecte, dont le plus haut degré a son siége d.ns l'œsophage et à l'entrée de l'estomac, comme étant les premiers exposés à l'action immédiate de ces substances. **Aussi** observe-t-on souvent, dans ce cas, des vomissemens abondans.

2°. Les boissons fréquentes et copieuses d'eau froide, d'acides, l'excès dans le fruit, produisent également de fréquens vomissemens, sur-tout chez les individus faibles.

3°. Le tartre émétique n'excite le vomissement qu'en affaiblissant par son action oxidante, l'énergie vitale de quelques parties individuelles de l'œsophage et de la **partie** supérieure de l'estomac.

Mais cette direction, ce renversement peuvent aussi avoir lieu dans les hypersthénies dues à un accroissement trop considérable de l'énergie de l'incitation dans l'organisme entier, de manière cependant que l'énergie vitale de l'œsophage et de la partie supérieure de l'estomac soit moins augmentée relativement à la partie inférieure de ce viscère, **au** pylore et au duodenum. D'après cela, il est évident que cette direction peut être le résultat d'un degré déterminé de l'hypersthénie, lorsqu'elle est moins forte dans l'œsophage et la partie supérieure de l'estomac,

que dans sa partie inférieure et le duodé-
num.

L'expérience confirme également ces principes théoriques.

1o. On observe fréquemment des vomissement dans le début ou dans le cours du
rhumatisme, de l'érysipèle, de la variole,
du catarre, de la pnemonie hypersthéniques, sans que l'on ait administré des émétiques.

2o. Je ne peux citer ici tous les cas où,
dans les hypersthénies, on sollicite les vomissemens par des remèdes débilitans, tels
que le tartre émétique, les sels neutres, &c.,
sans que, pour cela, l'hypersthénie dispa-
raisse entièrement.

Enfin, cette direction rétrograde peut être
occasionnée par toute maladie locale qui
suspend le mouvement péristaltique ordinaire du tube intestinal dans quelqu'une de
ses parties. La direction de ce mouvement
éprouve alors, dans cette partie, une trop
grande résistance, et se réfléchit, c'est-à-
dire, il se renverse et reçoit un mouvement
opposé.

L'observation vient à l'appui de cette assertion.

1o. Les vomissemens surviennent souvent
lorsqu'il y a une induration ou un squirre
au pylore ou dans une partie adjacente de
l'estomac ou des intestins.   P 2

2°. Une trop grande quantité d'alimens difficiles à digérer, produit fréquemment des vomissemens.

3°. Les hernies étranglées sont souvent accompagnées de vomissemens qui ne cessent qu'après la réduction des boyaux incarcérés.

Il nous reste encore à parler des principales différences que l'on observe dans le vomissement.

Ce qui est contenu dans l'estomac est ou des alimens ou des humeurs, telles que la bile et les glaires, et ce peut aussi être du sang. Le vomissement est ordinaire s'il ne présente que des alimens. Le vomissement ordinaire a lieu, si le renversement du mouvement péristaltique qui l'occasionne, commence à partir seulement du pylore. Le vomissement dit bilieux ou glaireux peut avoir lieu, lorsque le renversement du mouvement péristaltique se fait à partir d'un point du duodenum, et qu'il y a dans cet intestin une grande quantité de bile ou de glaires.

Les phénomènes les plus étroitement liés avec le vomissement, sont les *renvois* et les *nausées;* ils ne diffèrent entre eux que par le degré. Les renvois se changent en envies de vomir, et celles-ci en vomissemens réels, lorsque leur cause productrice vient à être augmentée.

Si le **renversement** du mouvement péristaltique s'opère seulement d'un point de l'œsophage, ou de la partie supérieure de l'estomac, il en résultera une tendance au vomissement.

Si le renversement du mouvement péristaltique s'opère du duodenum et même d'une partie plus inférieure, et que l'estomac soit vide, il se fait alors de *vains efforts de vomissement*. Ces symptômes de mal-aise peuvent donc dériver des mêmes causes nuisibles que le vomissement effectif.

La différence consiste en ce que l'impression directe qui les détermine, peut avoir lieu sur l'une ou l'autre partie des organes, lesquels peuvent être tantôt vides, et tantôt remplis d'alimens ou d'humeurs.

La salive, les glaires, le suc gastrique, soumis à des lois purement chimiques, deviennent acides. Il arrive souvent que l'estomac ne contient que des glaires acides. Lorsque l'influence de l'énergie vitale sur ces humeurs est très-faible, elles obéissent plus ou moins aux lois chimiques, elles deviennent acides, et l'affaiblissement de l'énergie vitale en favorise l'expansion en des fluides gazeux. Si, dans ce cas, il se manifeste des renvois, il est évident qu'ils sont de toute nécessité des *renvois acides*.

Quand l'équilibre régulier des mouvemens

vitaux est dérangé de manière à ce que leur direction aille du duodenum vers l'estomac, le suc pancréatique et la bile sont poussés dans la cavité de ce viscère. Si ce mouvement renversé s'étend par-tout l'estomac et l'œsophage vers la bouche, sans que les contractions de l'estomac soient assez fortes pour produire le vomissement, il en résulte des *renvois bilieux*. Si les contractions de l'estomac et de l'œsophage sont plus fortes que dans le cas précédent, il se manifestera des envies de vomir ou des vomissemens bilieux, ce que l'on nomme ordinairement turgescence de la bile vers le haut (*bilis seorsùm turgescens*).

Si, dans ces circonstances, l'énergie vitale de l'estomac agit avec peu de force sur la bile versée dans ce viscère, les lois chimiques sont moins limitées par rapport à la bile, et prennent le dessus sur les lois du principe vital. La bile s'approche d'un état rancide, ce qu'on a nommé jusqu'ici *acrimonie bilieuse*.

Il est donc bien évident que ce qu'on nomme bile acrimonieuse, turgescente, de même que tous les symptômes dont s'accompagne cet état de mal-aise, ne sont que le résultat de la rupture de l'équilibre de l'énergie vitale des organes individuels entr'eux ; que par conséquent l'acrimonie, la polycholie de la bile ne sont point du tout la cause productrice des phénomènes susdits de malaise.

Si l'énergie vitale des organes d'assimilation n'est plus régulière , la digestion se trouve dérangée, et par suite de ce dérangement, les alimens reçus dans l'estomac, &c.... fournissant peu de chose à l'assimilation , et se trouvant plus ou moins soumis aux lois chimiques générales , dégagent en grande abondance des fluides aériformes. On donne le nom de *vents* à ces fluides élastiques.

Quand cette disposition des organes tendant à dégager des vents des substances alimentaires, se prolonge pendant long-temps, on donne à l'état qui en résulte, le nom de *flatuosité*.

Lorsque dans les intestins les vents changent de place dans une direction quelconque, par l'effet du mouvement péristaltique régulier ou renversé, il résulte de leur déplacement un bruit qu'on nomme *borborygmes*.

Il peut arriver que les vents, par l'effet du renversement péristaltique, soient poussés par l'estomac et l'œsophage ; on le nomme alors *renvois, rapports*.

Tous ces symptômes dérivent d'un dérangement déterminé de l'énergie vitale des organes de la digestion, d'un dérangement tantôt d'une partie, tantôt d'une autre , et

tantôt de plusieurs ensemble. C'est de différentes combinaisons du désordre de ces parties, que dépendent leur intensité et leur
continuation.

C'est ainsi que, du concours de certaines
altérations, provenant, soit de l'hypersthénie, soit de l'asthénie, soit aussi d'agens
chimiques ou mécaniques, il résulte des effets qui déterminent plus ou moins tels ou
tels symptômes du mal-aise.

Tout cela peut provenir d'écarts dans le
régime, de l'usage immodéré et inaccou-
tumé des fruits, de l'eau, des limonades, des
médicamens oxidans ou désoxidans, d'alimens indigestes, de refroidissement et autres
causes ou influences nuisibles qui agissent
principalement sur les organes destinés à la
digestion et à l'assimilation.

Si le mouvement péristaltique est accéléré
et augmenté dans sa direction ordinaire,
en sorte que les excrémens et les humeurs
contenus dans les intestins, soient poussés
avec plus de force et de vîtesse vers le rectum, il en résulte ce qu'on appelle des *selles
fréquentes*. Si cette évacuation devient plus
abondante et plus fréquente, et qu'elle soit
accompagnée d'une sécrétion ou d'une excrétion plus considérable d'humeurs, on
donne à ces symptômes le nom de *diarrhée*.

La diarrhée résulte donc de toute altération chimique ou mécanique des organes qui constituent le conduit alimentaire, ou de toute aberration de l'incitation, résultant de l'hypersthénie ou de l'asthénie, lesquelles causes peuvent déterminer une plus grande force de l'énergie vitale des parties supérieures du conduit alimentaire, et l'affaiblissement de la même énergie dans les parties les plus inférieures du même conduit, en même temps que la sécrétion et l'excrétion des humeurs deviennent plus considérables.

La diarrhée est le plus souvent occasionnée par l'usage trop fréquent des fruits, des boissons acidules, de l'eau, par des médicamens affaiblissans, des alimens salés, et par le refroidissement du bas-ventre et des pieds.

J'entends par *maladies gastriques, saburrales,* celles qui sont produites par des alimens indigestes, tels que les farineux, les couennes de lard, des noyaux de cerises ou de prunes, &c., ou par une trop grande quantité d'alimens sains relativement à l'énergie vitale de l'estomac, de manière qu'il est incapable de les digérer, par des poisons, des vers, un reste de méconium, qui, en séjournant dans les premières voies, portent le trouble dans tout le systême. Une pareille maladie diffère, tant par rapport aux causes productrices, que par rapport au traitement curatif, des maladies universelles, et appartient uniquement aux maladies locales. Ce désordre n'est point précédé de prédisposition, il n'est point produit par une augmentation ou une diminution d'énergie de l'incitation dans tout le corps, mais par une matière étrangère renfermée dans le canal intestinal. Enfin, on ne parvient point à guérir ces maladies par les excitans ou les débilitans généraux, mais seulement en chassant hors du corps la puissance nuisible.

Un aliment convenable pour l'organisme, ne peut être que ce qui n'est ni trop facile ni trop difficile à digérer, puisque c'est par ce moyen que l'activité des organes de la digestion doit recevoir l'incitation qui lui convient, ce qui est trop facile ou trop difficile à digérer agit sur l'organisme comme influence nuisible.

Tout aliment facile ou difficile à digérer, agit d'abord sur l'estomac principalement, et sur les intestins, s'il y parvient d'une manière mécanique ; par exemple, il y exerce une pression ou une distention, et affaiblit d'autant plus l'énergie vitale de ces organes, qu'il est plus difficile à digérer, et que l'organisme, dans ces parties, peut opposer à cette force mécanique une moindre activité vitale.

Si l'on prend une très-grande quantité d'alimens, ou des substances absolument indigestes, leur pression se dirige d'abord sur l'œsophage, et affaiblit le plus les parties qui y sont particulièrement exposées. Une trop grande quantité d'alimens pris à une fois, agit d'une manière absolument mécanique sur toute la superficie de la cavité de l'estomac ; elle distend cet organe, et en presse toutes les parties ainsi que celles des organes qui les avoisinent, et cela, d'autant plus que la quantité et le volume des alimens sont plus considérables, et que l'énergie vitale de l'estomac est plus faible.

Ces pressions et distentions sont encore d'autant plus violentes, que les alimens sont plus indigestes et que la masse en est plus considérable. Mais non-seulement les fonctions vitales de l'estomac, mais encore celles des organes qui leur sont adjacens, sont d'autant plus dérangées, interceptées, que ces pressions et distentions sont plus considérables.

Toute réplétion de l'estomac, soit par des boissons, soit par des alimens, produit donc une maladie locale des organes de la digestion. Dans ce cas il faut pousser hors du corps la puissance nuisible par des évacuans, tels que les émétiques, les purgatifs, et ensuite donner des fortifians, si la maladie locale a considérablement affaibli l'énergie de tout l'organisme, et sur-tout des organes digestifs.

Qu'on envisage, d'après cela, la chose sous quel point de vue qu'on voudra, il ne restera toujours que deux cas où les émétiques et les purgatifs seront directement indiqués. Le premier et le principal, c'est lorsque la maladie est produite par un accroissement trop considérable de l'énergie de la fonction vitale (*dans les hypersthénies*) ; le second, quand il y aura des puissances nuisibles locales dans les premières voies, par exemple, des alimens indigestes, &c. Ces deux cas ayant rarement lieu, il est évident que sur cent malades, il y en a au moins 95 où les émétiques et les purgatifs sont nuisibles.

Dans les asthénies universelles avec embarras gastrique, les émétiques et les purgatifs entraînent toujours des suites fâcheuses, en augmentant plus ou moins la violence du mal. Il faut attaquer la cause productrice de la maladie, savoir la faiblesse générale et celle des organes digestifs, par des excitans positifs assortis au degré de l'asthénie. L'estomac et les intestins, fortifiés par l'usage de ces remèdes, se débarrasseront bientôt, comme dans l'état de santé, de ces saburres qui les surchargent, en remédiant à la faiblesse qui en est le principe, et en rendant aux organes assimilateurs la force de remplir leurs fonctions accoutumées ; au lieu que les évacuans, en affaiblissant tout le

corps et particulièrement le conduit alimentaire, porteront l'asthénie à un plus
haut degré d'intensité, comme on n'a que
trop souvent occasion de le voir, lorsqu'on
a l'imprudence d'administrer des évacuans
dans les fièvres ou autres maladies asthéniques qui doivent leur origine à la débilité
de l'incitation.

Tartre émétique (*Tartrite de potasse an-*
timonié), Tartrus emeticus.

Le tartrite antimonié de potasse est le
meilleur émétique que possède la matière
médicale ; il agit plus sûrement et il est à
meilleur marché que l'ipecacuanha. De plus,
il a la propriété de pousser souvent par les
selles, ce qui est d'un très-grand avantage
dans le traitement des hypersthénies.

Les prétendues saburres qui, suivant les
adversaires de la nouvelle doctrine, exigent
l'emploi des émétiques, ne sont que l'effet
de la maladie, et non sa cause productrice.
Il est bien évident qu'un organe animé, aussi
long-temps qu'il est doué d'une force convenable, ne permettra pas qu'il naisse dans
sa cavité des matières qui lui seraient nuisibles ; d'où il suit que les saletés gastriques
ne sont que le produit de l'asthénie ; et comme il est du devoir du médecin d'éloigner
aussi vîte que possible la cause du mal-aise,

les Browniens, par suite de ce principe, attaquent la cause de la maladie) *la faiblesse*), et lorsque l'énergie des organes assimilateurs a été augmentée d'une manière convenable, ces matières nuisibles disparaissent également comme la cause qui les avait produites.

Le tartre émétique est indiqué :

1°. Dans toutes les légères hypersthénies.

2°. Dans les empoisonnemens.

3°. Lorsque l'estomac est surchargé de matières nuisibles.

On reconnaît la surcharge gastrique aux symptômes suivans réunis :

Des renvois rancides et putrides, après l'usage d'un aliment indigeste, relativement à l'énergie de l'estomac, accompagnés d'une pesanteur et d'une pression à l'estomac, de perte d'appétit, et lorsque le seul aspect d'un met excite l'envie de vomir.

L'amertume de la bouche, la langue chargée d'un enduit jaunâtre très-épais, n'indiquent point du tout la présence des saburres dans l'estomac, attendu que ces symptômes se manifestent indistinctement dans les hypersthénies et les asthénies graves. D'un autre côté, les écrits des plus grands médecins et l'expérience journalière, apprennent que quoique l'estomac soit surchargé d'une très-grande quantité de saburres, la langue est d'un rouge vif, nette, et la saveur de la bouche n'est pas amarescente.

Ces symptômes doivent au reste se présenter tout-à-la-fois, pour déterminer le médecin à prescrire l'émétique ; car, pris séparément, ils sont très-trompeurs. C'est ainsi que les renvois rancides surviennent fréquemment après un excès des boissons spiritueuses, et cèdent à l'emploi de quelque fortifiant ; il en est de même de la tension et de la pression à l'estomac, tous les médecins savent que ces symptômes surviennent souvent chez les personnes faibles, lorsqu'elles se livrent à des excès de colère ; enfin les nausées, les envies de vomir, la répugnance pour les alimens, s'observent tous les jours chez les femmes enceintes, sur-tout dans les premiers mois de la grossesse, chez les femmes hystériques, sans qu'il y ait des saburres dans l'estomac, et dans ce cas l'émétique serait nuisible.

Deux à trois vomissemens suffisent pour éliminer les saburres dont l'estomac peut être surchargé ; mais lorsqu'on administre l'émétique pour chasser hors de ce viscère un poison, le médecin est souvent obligé de répéter l'administration de ce remède, jusqu'à ce que le poison soit expulsé en entier.

Le tartre émétique ne convient pas dans les hypersthénies et les asthénies, quand même il existerait des puissances nuisibles dans l'estomac, qui exigeraient son emploi:

1°. Dans l'inflammation violente de la poitrine, des intestins, de l'estomac, du diaphragme, &c., le sang s'accumulant dans les poumons par les efforts que fait le malade pour vomir, l'émétique pourrait produire la rupture de quelque vaisseau, et par-là entraîner des suites fâcheuses.

2°. Il ne convient pas non plus quand le malade a un prolapsus de l'anus ou de la matrice, &c.

3°. Dans les hémorragies, l'hémoptysie, les plaies considérables.

4°. Dans la phthisie pulmonaire, la trop grande faiblesse des poumons, soit naturelle, soit produite par une affection morbifique. Car, dans le moment du vomissement, les poumons sont trop violemment ébranlés, d'où viennent souvent l'hémoptysie, des hémorragies considérables, une difficulté de respirer.

5°. Dans la disposition à l'apoplexie; car pendant les efforts que fait le malade pour vomir, la respiration est interrompue: alors le sang est poussé vers la tête, et change ainsi souvent cette disposition en une apoplexie réelle.

6°. Dans la dégénération squirreuse du pylore, les tumeurs squirreuses et carcinomateuses du bas-ventre. 7°.

7o. Dans les hernies et la grossesse ; si , en ces circonstances on est absolument obligé d'employer l'émétique, il faut y mettre beaucoup de circonspection ; on fait soutenir le ventre par des serviettes ou par quelques assistans, et la hernie par une serviette ou un bandage, aussi long-temps que les vomissemens durent, et on donne le tartre stibié en lavage, pour qu'il n'opère pas trop violemment.

8°. Lorsque la faiblesse de l'estomac est trop considérable , et qu'il y a disposition à la cardialgie ; en ce cas, l'émétique produit fréquemment des convulsions terribles , des cardialgies violentes , des vomissemens continus, la syncope, &c.

Il est bon d'observer qu'on ne doit avoir égard à ces contr'indications, qu'autant que l'estomac est uniquement surchargé de saburres, que l'on peut éloigner par d'autres remèdes, savoir, dans les asthénies par des fortifians, et dans les hypersthénies par des purgatifs ; car, lorsqu'il se trouve un poison dans l'estomac, il faut sur-le-champ donner le tartre émétique à grande dose , sans avoir égard à ces sept contr'indications.

Après l'empoisonnement, le tartre émétique n'est indiqué que lorsque les poisons n'ont pas encore commencé à exercer leur influence malfaisante sur l'estomac , influence par laquelle celui-ci est enflammé et

Q

devient incapable de supporter les efforts
violens du vomissement, sans exposer le malade au plus grand danger.

On conseille ordinairement au malade,
pour favoriser le vomissement, de boire
beaucoup d'eau tiède; mais on doit user so-
brement de ce précepte, lorsqu'on fait usage
du tartre émétique, vu que des boissons trop
copieuses arrêtent souvent le vomissement,
d'où il survient une diarrhée qui pourrait
entraîner des suites très-fâcheuses dans les
empoisonnemens, les poisons étant par-là
poussés dans le tube intestinal, et ayant par
conséquent le temps de développer leur puissance malfaisante.

Lorsque l'émétique produit des vomissemens copieux et continus, le meilleur remède pour les arrêter est la teinture d'o-
pium, administrée à petites doses rapprochées; de plus on fait des embrocations volatiles sur la région épigastrique, et on applique pardessus des fomentations chaudes,
aromatiques et spiritueuses.

Les dissolutions de tartre émétique, lorsqu'on veut procéder à son administration,
doivent être faites dans l'eau distillée; et si
elle est bien pure, ces dissolutions doivent
être claires. L'eau qui contient du carbonate ou du sulfate de chaux, comme cela a
lieu dans presque toutes les eaux, décom-

pose le tartre émétique, ce qu'on ne doit pas ignorer, dans la pratique de la médecine. La potasse, la soude, l'ammoniaque, les terres, les sels formés sur ces bases, les oxides métalliques, les acides, décomposent aussi le tartre émétique. Cela nous apprend que nous ne devons jamais mêler ensemble ces substances. Le tartre émétique est également décomposé par les décoctions de quinquina, mieux encore par celle de gomme kino, et par beaucoup d'autres substances végétales. Si on le tient quelques heures en dissolution dans une assez grande quantité d'eau, même distillée, il se décompose aussi; le médecin doit par conséquent être attentif à ne pas faire garder trop long-temps le tartre émétique en dissolution dans l'eau.

Mode d'administration. Le tartre stibié a obtenu une telle préférence sur tous les autres émétiques, qu'il est presque le seul qu'on emploie aujourd'hui; ce qui tient beaucoup à la commodité de son administration. On le donne en très-petit volume, et rien n'est plus facile à prendre pour ceux qui ne savent pas surmonter les répugnances qu'inspire la saveur de certains médicamens, ou qu'il faut tromper par un remède invisible ; rien n'égale la certitude de son action, lorsqu'il est convenablement préparé. La dose commune est d'un à un décigramme et demi (2 *à* 3 *grains*) dans trois verres de véhicule, lequel, comme je l'ai déjà dit, ne doit rien contenir qui puisse opérer la décomposition de ce sel. Cette dose est réduite à moitié pour les enfans, ou pour les femmes très-incitables. Comme il est presqu'impossible de déterminer d'avance la constitution physique et la susceptibilité individuelle du malade, il est prudent d'administrer le tartre émétique en plusieurs doses, par exemple, lorsqu'on fait dissoudre un décigramme et demi (*3 grains*) dans 128 grammes (*4 onces*) d'eau distillée, on donne au malade tous les quarts d'heure ou toutes les demi-heures deux cuillers à café, jusqu'à ce qu'il ait vomi trois ou quatre fois.

Un demi-décigramme (*1 grain*) de tartre stibié, mêlé avec dix décigrammes (*20 grains*) d'amidon, fournit un émétique qui ne manque jamais son effet, et qui produit trois à quatre vomissemens dans les cas où les autres vomitifs deviennent insuffisans.

Purgatifs, purgantia.

On emploie les purgatifs :

1°. Dans les maladies hypersthéniques.

2°. Lorsqu'outre les symptômes gastriques certains relatés ci-dessus, le malade éprouve des anxiétés, une pesanteur à l'abdomen, une constipation, des borborygmes, qu'il

lâche des vents d'une odeur putride , &c. ;
ces symptômes font présumer qu'une partie
des saburres, dont il s'agit, est déjà entrée
dans les intestins.

3º. Quand même les saburres seraient encore entièrement dans l'estomac, et qu'il se
trouverait une des contr'indications susdites
contre l'usage du tartre émétique.

Le médecin n'ayant ici pour but que d'é-
vacuer la matière nuisible, il ne devra continuer l'usage de ces remèdes que pendant
quelques jours, autrement ils affaibliraient
trop les intestins, et donneraient de nouveau
naissance à la production de pareilles matières indigestes.

Il faut être très-circonspect avec l'usage
des purgatifs.

1º. Lorsque le tube intestinal est naturel-
lement très-incitable, ou qu'il a été considérablement affaibli par l'action antérieure
des puissances débilitantes, car en ce cas,
ces sortes de remèdes produisent fréquemment la colique, des spasmes, &c., dans le
conduit alimentaire et dans les autres parties
du corps, par exemple, dans l'œsophage,
chez les femmes hystériques ; on fait mieux
dans ces circonstances, quand les purgatifs
sont absolument indiqués, de donner beaucoup de boissons, des lavemens réitérés, de
frotter souvent doucement le bas-ventre avec
la main ou une flanelle chaude.

2°. Dans les constipations opiniâtres qui ont subsisté depuis plusieurs jours ; dans ce cas, les purgatifs pourraient facilement produire un renversement du mouvement péristaltique de l'estomac, et des vomissemens violens, qui deviendraient très-dangereux, en augmentant la gravité de la maladie, il faut alors avoir recours aux lavemens excitans ou purgatifs.

Il faut absolument éviter l'emploi des purgatifs,

1°. Lorsqu'il y a des indurations et des tumeurs réelles dans quelqu'un des viscères du bas-ventre, parce qu'ils pourraient occasionner une inflammation asthénique de ces indurations et donner naissance au cancer.

2°. Dans l'hémorragie de la matrice, le flux hémorroïdal, le pissement de sang, pendant l'écoulement périodique des règles, &c.

3°. Lorsque le corps est attaqué d'un haut degré d'asthénie. Dans cette circonstance on pourra procurer quelques évacuations alvines au moyen des lavemens ; d'ailleurs l'expérience a appris que, dans les asthénies graves, où l'on a employé dans le début et pendant tout le cours de la maladie, les excitans les plus énergiques, que dis-je, au déclin de la maladie, lorsque le tube intestinal avait récupéré son énergie convenable, il est survenu des évacuations très-copieuses et bien moulées, qui ont beauconp soulagé le malade.

On peut administrer les purgatifs de deux manières ;

1º. Par la bouche, ce qui est la meilleure manière de les donner, en y faisant succéder un fortifiant quelconque, lorsqu'on les prescrit dans les asthénies pour débarrasser le canal intestinal de matières nuisibles dont il est surchargé.

2º. Par des lavemens, bien entendu qu'on y emploiera une double et souvent une triple dose du remède qu'on aurait donné par le haut, pour obtenir l'évacuation requise.

On aura soin d'ajouter aux lavemens une quantité convenable de substances huileuses ou mucilagineuses, afin que les purgatifs n'affaiblissent pas trop considérablement, et que le malade, en gardant un peu plus longtemps le lavement, celui-ci fasse un plus grand effet.

Si néanmoins il se rencontre des obstacles qui empêchent d'administrer les purgatifs en lavemens, tels que des vaisseaux hémorroïdaux très-gonflés, quand le malade est tourmenté par un ténesme fréquent et douloureux, ou quand le rectum est trop sensible, à raison de l'abus antérieur des suppositoires, de l'onanie, ou de l'excès des plaisirs

de l'amour, on aura alors recours aux remèdes externes pour procurer une évacuation alvine. L'observation a appris que les
fomentations ou les lotions de l'abdomen
avec de l'eau ou de l'huile tiède, des frictions souvent répétées, procurent une ou plusieurs évacuations alvines ; si ces remèdes ne
produisent pas l'effet désiré, on pourra faire
sur le nombril des embrocations répétées à
des intervalles rapprochés, avec la teinture
de rhubarbe ou d'aloès, jusqu'à ce que l'on
obtienne une selle.

Séné. Folia et folliculi sennæ.

Le séné est un des purgatifs les plus usités,
c'est aussi un de ceux dont on a le mieux
étudié le mode d'action.

On fait usage de ce remède dans les hypersthénies et dans les asthénies, lorsque
l'emploi des purgatifs est indiqué.

Mode d'administration. Les feuilles et les
follicules de séné sont communément admi-
nistrées, par la voie de l'infusion, à la dose
de 4 à 16 grammes (*1 à 4 gros*), en les associant à d'autres purgatifs. Il y a des médecins qui font infuser 16 grammes (*une demi-
once*) de séné dans 192 grammes (*6 onces*)
d'eau de fontaine, en y ajoutant du tartrite
acidule de potasse, de la manne et quelque
substance aromatique. On prend de cette

préparation par petites doses, jusqu'à ce qu'on obtienne l'effet désiré. On met souvent les feuilles dans du jus de pruneaux. Il en est qui ordonnent le séné en poudre depuis 12 décigrammes jusqu'à 2 grammes (24 *grains à un demi-gros*). Il est très-important de veiller sur les qualités requises de cette poudre, parce qu'elle est très-susceptible de s'altérer et de se décomposer par le contact d'un air humide. Elle se recouvre alors d'une sorte de pellicule, vulgairement nommée *mousse*, qui, bien examinée, indique la présence de la potasse, preuve certaine d'un commencement de décomposition de cette substance.

Manne. Manna Calabrina.

La manne est un excellent et doux purgatif; elle est d'autant plus recherchée pour les prescriptions médicinales, qu'on peut l'adapter aux divers âges et aux diverses constitutions.

La manne convient dans toutes les maladies où le séné est indiqué.

Mode d'administration. La dose de manne vulgairement ordonnée, est de 96 à 128 grammes (*3 à 4 onces*). On y ajoute d'autres substances purgatives, telles que la crême de tartre, le sel de Glauber, le séné. La dose des enfans est de 32 grammes (*une once*).

Ce remède se prend d'une manière si commode, qu'il est à peu près inutile de recourir à ses différentes préparations. On fait néanmoins dissoudre une certaine quantité de manne et de sucre dans de l'eau tiède ; on associe à ce mélange l'huile d'amandes, et on use de ce doux purgatif plus approprié à certaines circonstances.

La manne produit souvent des tranchées, que l'on évite en lui ajoutant une pétite dose de vinaigre.

On ajoute aussi la manne aux potions purgatives salines, pour en corriger le mauvais goût et seconder leur action.

Sel de Glauber. (*Sulfate de soude*). Sal mirabile Glauberi.

Le sel de Glauber est un purgatif doux, d'un goût plus agréable que la majeure partie des autres sels neutres.

On fait usage du sulfate de soude dans toutes les maladies hypersthéniques où les purgatifs, les émétiques et la méthode affaiblissante sont indiqués.

Mode d'administration. La dose de sulfate de soude est fixée communément depuis 16 à 64 grammes (*une demie à 2 onces*) dissous dans de l'eau tiède, dont le malade prendra toutes les heures deux cuillerées jusqu'à ce qu'il ait eu quelques évacuations alvines.

On ajoute à cette solution la manne, du miel ou un sirop quelconque; pour produire un effet plus lent, mais plus certain, on prend ce médicament pendant plusieurs jours consécutifs, à la dose d'un gramme (*18 grains*) et au-delà, avec 4 décigrammes (*8 grains*) de crême de tartre.

Sel amer. Sel d'Epsom. (Sulfate de magnésie). Sal amarum, seu Anglicanum, seu Epsomense.

Le sel amer est un de nos purgatifs les plus efficaces, mais d'un goût très-désagréable, il convient dans toutes les maladies hypersthéniques portées à un haut degré de violence.

On vante beaucoup l'emploi de ce purgatif dans l'iléus et les hernies étranglées, quand le malade a été plusieurs jours sans avoir d'évacuation alvine, que l'amas des excrémens dans les intestins produit des symptômes fâcheux, et que la méthode excitante et les lavemens sont devenus insuffisans : en ce cas, on est obligé d'avoir recours à un purgatif, et ici le sel d'Epsom a souvent procuré une évacuation abondante, lorsque tous les autres purgatifs avaient été employés sans succès.

Mode d'administration. La dose commune de sulfate de magnésie est depuis 4 à 16 grammes (*1 à 4 gros*) dissous dans de l'eau tiède, on y ajoute de la manne ou du miel pour en corriger le mauvais goût. Ou on le prescrit à la dose d'un gramme (*18 grains*) avec de la crême de tartre, que l'on répète toutes les deux heures jusqu'à ce qu'on ait obtenu le nombre de selles désirées.

Mercure, Hydrargyrum.

Le rôle important que le mercure joue depuis tant d'années dans la médecine, nécessite que nous nous occupions avec quelque détail, de son usage dans la syphillis. La maladie vénérienne n'existe en Europe que depuis la découverte du nouveau monde. L'étonnement dont tous les médecins furent frappés, lorsque, vers la fin de l'an 1494, après que Christophe Colomb fut revenu de son premier voyage aux îles Caraïbes, parut une maladie nouvelle, contagieuse et meurtrière ; l'effroi qu'elle inspira aux peuples victimes de ses ravages, la manière dont elle fut transmise par les Espagnols aux Napolitains, par ceux-ci à l'armée française employée au siége de Naples, et par les Français aux autres nations européennes, qui la nommèrent le mal français ; tout porte à croire que nous devons à l'Amérique ce funeste présent.

Chaque auteur qui a écrit sur la vérole a vanté ses préparations de mercure pour en obtenir la guérison ; mais il est reconnu que les formes les plus simples réussissent tout aussi bien que les préparations les plus recherchées.

Depuis Berenger de Carpi, auquel est due la découverte des propriétés du mercure dans le traitement des maladies vénériennes, on sait que ce métal pur ou vierge, ne jouit absolument d'aucune vertu ; il n'a d'action contr'elles que dans l'état de sel ou d'oxide, et ses combinaisons n'ont pas le même degré d'efficacité. La plus active de toutes est le muriate oxigéné de mercure (*sublimé corrosif*), poison violent, médicament le plus efficace dans la syphillis invétérée, mais souvent dangereux, lors même qu'il est administré à petites doses.

Le muriate de mercure, ou le calomélas, a bien moins d'activité : cependant il suffit souvent pour guérir promptement la maladie vénérienne récente.

Nous avons vu dans la partie théorique de ce traité, que toutes les substances dans lesquelles prédomine l'oxigène, agissent en stimulans négatifs ou affaiblissans ; de là il suit que les oxides mercuriaux exercent une action affaiblissante sur l'économie animale.

On se convaincra de la vérité de cette assertion, en réfléchissant aux symptômes qui se manifestent pendant et après l'usage des mercuriaux dans la maladie vénérienne. Le mercure donné à grandes doses à la fois, ou à petites doses long-temps continuées, produit une inquiétude, des anxiétés, l'insomnie, une pesanteur dans les membres. — Pouls petit, faible et fréquent, céphalalgie, frisson, froid des extrémités supérieures et inférieures, du visage et du nez, lassitude, toux sèche, sueurs abondantes, gonflement et ramollissement des gencives, fétidité de l'haleine, ébranlement des dents, salivation copieuse, la bouche se remplit de salive au point que le malade fatigué de cracher, l'avale, ce qui est suivi de nausées, de vomissement, de diarrhée : perte de l'appétit, soif inextinguible, suffocation, vertiges, tremblement des membres, hémorragies, diarrhée et sueurs colliquatives, &c. &c.

Le mercure a obtenu et obtiendra peut-être toujours une prééminence marquée sur tous les autres médicamens employés contre l'affection syphillitique. Mais il n'en est pas moins vrai que pour être un remède sûr et bienfaisant, son administration a besoin d'être conduite par une main habile. On disserte de toutes parts sur la meilleure méthode de l'appliquer. Il n'y a toutefois qu'un aveugle et audacieux charlatanisme qui puisse soutenir que cette méthode est générale et doit être adaptée à tous les cas. Ne faut-il pas pour ce remède, comme pour tous les autres, avoir égard au tempérament particulier de l'individu que l'on traite, aux progrès qu'ont pu faire les symptômes, à l'organe spécialement affecté dans le moment où le malade réclame des conseils et des soins, &c. ? Au surplus, le grand problême à résoudre pour perfectionner le traitement des affections vénériennes, serait de déterminer quel est l'état ou le degré de ces affections que nécessite l'emploi de telle ou telle préparation mercurielle. Dans un cas, l'oxide de mercure gris est préférable; dans l'autre, une préparation saline convient mieux ; et de celles-ci même, quelquefois l'une, quelquefois l'autre, mérite la préférence. Les malades qui ne supportent pas les frictions, soutiennent quelquefois très - facilement l'usage intérieur du mercure ; et *vice versa*, ceux qui ne peuvent supporter le mercure à l'intérieur, s'accommodent très - bien des frictions. Il y a des malades qui sont incommodés par une préparation mercurielle, pendant qu'ils se trouvent bien d'une autre. Quelques-uns prennent mieux ces préparations en pilules, d'autres en poudres, ou dissoutes dans quelque liquide. Le praticien se réglera selon le tempérament, les circonstances et même la volonté du malade. A celui qui répugnera aux frictions mercurielles, il donnera un oxide ou un sel mercuriel. L'oxide de mercure gommeux, réduit en pilules, convient souvent aux malades in- citables et délicats, pendant que le mercure trituré avec du sucre candi, ou le mercure trituré ou réduit en pilules avec de l'extrait de réglisse, sera une préparation préférable pour d'autres.

Jusqu'ici personne n'a donné une expli- cation satisfaisante de la manière dont agit le mercure, et cela ne deviendra possible que quand nous aurons connu la nature de la vérole, but auquel nous sommes encore loin d'avoir atteint. Il est probable que le mercure agisse comme corrosif.

L'art de traiter la vérole consiste à in- troduire dans le systême une certaine quan- tité de mercure, et à l'y retenir pendant un certain espace de temps : s'il n'en pénètre pas une quantité suffisante, ou s'il s'échappe trop promptement, comme cela a lieu quand il survient une abondante salivation, il reste sans effet, et la maladie ne se dissipe pas.

Préceptes de pratique concernant l'emploi du mercure dans la syphillis :

1°. On emploie le mercure, sans avoir pré- paré le malade à son usage. Les cures pré- paratoires recommandées par un grand nombre de praticiens célèbres, et consistant dans des saignées, des purgatifs, des sudo- rifiques,

rifiques, le régime végétal, des boissons aqueuses et acidules, &c., sont très-nuisibles et retardent la guérison de la maladie. Les mercuriaux sont des affaiblissans énergiques, ainsi plus les forces du malade sont grandes, en commençant ce traitement affaiblissant, pus il y a de ressources; car les vénériens souffrent plus des suites de l'usage du mercure que le la maladie même. Cependant si au moment de l'infection, ou lorsque le malade réclame les soins du médecin, il était attaqué d'une hypersthénie violente, il faudrait avoir recours, suivant le degré de la maladie, à la saignée, aux purgatifs, au nitre, &c., pour le guérir, parce que le mercure seul ne suffirait pas pour combattre une hypersthénie grave; l'opportunité hypersthénique cède à l'usage du mercure, d'un régime végétal, des boissons aqueuses et acidules. Au contraire, si le vérolé est atteint d'une asthénie portée à un haut degré d'intensité, par exemple, le typhus, le synoch, les scrofules, l'étisie, le cancer, les ulcères phagédéniques, &c., il faut guérir le malade avant d'employer le traitement mercuriel; si l'asthénie n'est que légère, et que les symptômes syphillitiques soient violens, on combine les mercuriaux avec des fortifians convenables.

Si le vérolé est dans un état de très-gran-

R

de faiblesse, nous devons rechercher si c'est sa constitution naturelle, ou si elle est la suite d'une vie débauchée, ou peut - être même l'effet du mercure qu'il a pris précédemment, souvent aussi elle est due au virus syphillitique caché dans le corps, est dans ce dernier cas l'usage immédiat du mercure combiné avec des excitans, est nécessaire, pendant que dans les autres il faut donner une bonne nourriture e des médicamens fortifians, avant d'employer le mercure.

Les bains chauds, l'opium conviennent pendant le traitement mercuriel, quand le mercure affaiblit trop considérablement le malade.

2°. L'inflammation, une légère fièvre asthéniques, la faiblesse de la poitrine et de l'estomac, la toux, &c., n'interdisent pas l'emploi circonspect du mercure.

3°. Le malade ne doit pas faire usage d'alimens végétaux, indigestes ou peu substantiels, de boissons aqueuses ou acidules ; il doit au contraire vivre à sa manière accoutumée. Il faut seulement qu'il évite l'impression de l'air froid et humide ; qu'il se tienne chaudement ; que pendant un temps chaud et sec il prenne de l'exercice en plein air ; qu'il fume s'il y est habitué ; qu'il mange et boive ce qui lui fait plaisir, sur-tout des viandes assaisonnées, de bons bouillons de viandes, des œufs frais, du vin, du café, du chocolat, et qu'il évite soigneusement l'action des puissances nuisibles affaiblissantes.

4°. Il faut toujours commencer par administrer les mercuriaux à petites doses, que l'on augmente successivement jusqu'à ce que les premiers symptômes de la salivation se manifestent. Si la salivation paraît abondante, il faut suspendre l'usage du mercure pendant quelques jours, mettre le malade dans un bain chaud, le frotter avec la brosse, et lui faire éviter avec soin de s'exposer au froid dans ces circonstances. Si la salivation continuait, on le ferait gargariser fréquemment avec une infusion de sauge, de·mélisse et de camomille miellée, et on lui donnerait intérieurement l'opium pur avec du camphre. Si le mercure porte trop à la peau et qu'il produise des sueurs abondantes et immodérées, il faudra suspendre l'usage du mercure et faire prendre une infusion vineuse de quinquina avec la teinture d'opium. Si pendant l'usage du mercure il paraît des symptômes indiquant une faiblesse générale, on l'administrera avec un peu d'opium, ou on le suspendra pendant quelques jours, et on donnera à sa place des stimulans convenables. Dès que ces symptômes ont disparu, alors on administrera de nouveau le mercure, on s'arrête, on recommence jusqu'à une parfaite guérison.

5°. On continuera l'usage du mercure jusqu'à ce que le virus soit totalement déraciné : ce qui arrive ordinairement en vingt-cinq ou trente jours, si la maladie n'est pas d'ancienne date, et si les symptômes n'ont pas été trop violens. Mais si la maladie est invétérée, et si la peau ou les os sont affectés, il ne faudra quelquefois pas moins de trois ou même de quatre mois pour opérer une guérison complette et radicale.

Aussitôt que le mercure affecte la bouche du malade, ou qu'il blanchit les bijoux d'or que le malade porte, l'on est assuré qu'il est entré dans la masse générale, ce qui est absolument nécessaire pour la destruction du virus disséminé dans le corps. La disparition des symptômes internes, et encore plus celle des symptômes extérieurs de la maladie, est un autre signe non équivoque de l'action que le mercure a exercée sur le virus syphillitique. Si les ulcères provenus de l'infection générale commencent à s'améliorer ou à se guérir, si les douleurs, si les périostoses ou exostoses, produites par le virus syphillitique, commencent à disparaître pendant l'usage du mercure, on est sûr qu'il a agi sur la cause de la maladie ; mais on n'est pas encore assuré qu'il ait détruit entièrement toutes les particules de ce virus qui étaient répandues dans le corps. Un autre signe certain que le mercure a agi sur le virus syphillitique, c'est lorsque les gens gras deviennent maigres pendant l'usage de ce remède.

La vérole n'est complétement guérie que quand tous les symptômes ont cessé de se montrer durant plusienrs semaines ou plusieurs mois, et qu'ils ne reparaissent plus. La diminution et la cessation totale de tous les symptômes locaux n'est que le premier pas vers la guérison; mais celle-ci est loin encore d'être terminée. Il faut continuer à donner au malade le mercure pendant plusieurs mois, en observant de mettre dans son administration des intervalles de quatre à six jours. Il faut au reste admettre comme principe général, que l'on doit continuer l'usage des mercuriaux d'autant plus longtemps que la vérole est plus invétérée, et que les phénomènes morbifiques sont plus nombreux et plus violens.

6°. Tout individu guéri de la vérole doit être considéré comme convalescent d'une maladie asthénique et prendre quelques fortifians. On prescrira au malade un régime restaurant, de bon vin, une infusion de quinquina, de benoîte, d'angusture avec la teinture d'opium, ou des extraits amers dissous dans du vin vieux de Bourgogne, ou dans de l'esprit-de-vin, ou dans une eau spiritueuse quelconque, &c. Il continuera l'usage de ces remèdes jusqu'à ce qu'il ait entièrement récupéré ses forces.

Après que la guérison est achevée, le malade doit avoir le plus grand soin, pendant quelque temps, de ne pas s'exposer au froid, particulièrement à l'air humide de la nuit, parce que le corps est sujet alors à être affecté de douleurs rhumatismales ; ce que l'on peut aisément éviter avec de l'attention, et par les bains chauds, les frictions universelles du corps, &c.

7°. Le *sassafras*, le *gaïac*, la *salsepareille* n'ont pas d'action spécifique contre la vérole ; si elle n'est pas entièrement guérie, si le malade en est encore attaqué, le mercure est le meilleur remède pour la combattre : si au contraire le malade est guéri, il n'a besoin que d'un régime restaurant et de quelques excitans pharmaceutiques. Les décoctions et les infusions de ces végetaux préparées avec une grande quantité d'eau, fatiguent l'estomac, affaiblissent considérablement ce viscère et le systême entier.

Des différentes méthodes qu'on a découvertes jusqu'ici pour le traitement de la maladie syphillitique, celle des frictions mercurielles est une des plus efficaces et des plus sûres.

Lorsque le virus est récent, qu'il occupe

ecore le tissu cellulaire de la peau, ou qu'il s'est borné aux organes glanduleux, les frictions mercurielles employées avec précaution, sont ordinairement le meilleur moyen de guérison : il est même des circonstances où cette méthode paraît mériter la préférence sur toutes les autres ; c'est lorsque les principaux organes de la vie sont notablement lésés, ou que les organes assimilateurs sont très-affaiblis.

Les frictions mercurielles ne conviennent point :

1°. Lorsque la peau est sensible au point que chaque friction mercurielle produit une inflammation érysipélateuse, des douleurs et des ampoules, qui occasionnent une démangeaison insupportable, une grande inquiétude, une insomnie, des spasmes, ce qui augmente l'état asthénique de tout l'organisme.

2°. Quand des raisons majeures demandent le plus grand secret dans le traitement de cette maladie, ce qui serait à-peu-près impossible si l'on voulait recourir aux frictions.

3°. Lorsque les occupations du malade l'obligent à sortir quelque temps qu'il fasse. Il est vrai que quand le temps est beau, sec, et que le malade est bien vêtu, l'exercice est salutaire en ce qu'il favorise la transpiration.

Mais pour peu que le temps soit froid et hu. mide, le moindre refroidissement pendan l'emploi des frictions mercurielles, est beaucoup plus nuisible que dans son usage inté. rieur.

On peut administrer les frictions,

1º. Avec l'onguent mercuriel (*oxide gris de mercure*), remède connu sous le nom d'onguent napolitain : c'est la manière la plus commune et même la seule généralement connue. On prépare l'onguent mercuriel, en triturant des parties égales de mecure purifié avec de la graisse de porc lavé et nettoyée à plusieurs reprises avec de l'eau pure. Il faut continuer de triturer l'onguent pendant plusieurs heures, après que tous les globules du mercure ont disparu, afin d'être certain qu'il est parfaitement réduit en oxide gris-noir. On doit le tenir ensuite dans un lieu frais, non seulement pour l'empêcher de devenir rance, mais aussi pour éviter qu'il ne se fonde, ce qui produirait la séparation, et par conséquent, la précipitation du mercure au fond du vaisseau.

2º. Avec le mercure trituré et réduit en oxide par le moyen d'une gomme et d'un mucilage végétal.

3º. Avec le muriate de mercure en poudre, avec de la salive ou bien avec de la graisse, en forme d'onguent.

Il est toujours à propos, avant de commencer les frictions, de faire mettre le malade pendant une demi-heure ou une heure dans un bain tiède, dont la chaleur soit environ de 96 à 98 degrés du thermomètre de Fahrenheit, ou de 28 à 29 de celui de Réaumur. Après qu'il y sera resté un quart d'heure, on frottera le corps avec une brosse ou avec un morceau de flanelle ou de savon, pour nettoyer la peau et en rasant les poils qui la couvrent; après quoi l'on étend l'onguent le long des membres, et l'on frotte avec la main garnie d'un gant fait avec une vessie de cochon, pendant environ une demi-heure; la friction doit être faite auprès du feu en hiver. Si l'on se servait de la main nue, on absorberait par-là une certaine quantité de mercure. On a vu des personnes employées à cet office, et qui s'en acquittaient de cette manière, saliver plutôt que les malades eux-mêmes. La partie interne de nos membres où l'anatomie apprend que sont placés les faisceaux lymphatiques les plus considérables, est le lieu qu'on choisit pour appliquer les frictions. On couvrira ensuite la partie avec un linge arrêté par un bandage, peut-être encore mieux avec une feuille de papier; ou bien le malade peut mettre un caleçon, ou une paire de bas, si la friction a été faite à la jambe. Non seulement on doit graduer la quantité d'onguent qu'on y emploie, mais encore éloigner ou rapprocher les frictions, suivant l'époque du traitement et les effets qu'elles produisent. Ainsi, on commencera par une friction de 2 grammes ($\frac{1}{2}$ *gros*) sur la partie interne des jambes ; un jour d'intervalle séparera cette première friction de la seconde, qui sera pratiquée sur le côté interne des cuisses ; on mettra un jour entre celle-ci et la troisième, pour laquelle on choisira les hanches et le bas de l'abdomen ; la quatrième sera faite aux membres supérieurs, à moins que l'on n'aime mieux recommencer par les jambes. Ces quatre premières frictions, d'un demi-gros chacune, et séparées par un jour de repos, seront suivies d'un bain chaud, et de quatre autres frictions d'un gros chaque jour, sans intervalle. Avant chaque nouvelle friction, on aura soin de bien nettoyer la peau et d'enlever la graisse et la noirceur. On continue de la même manière, entremêlant les frictions de bains, de jours de repos, et quelquefois de quelque fortifiant, suivant les indications qui peuvent s'offrir. Cette gradation essentielle à observer, prévient une trop prompte salivation. Il est bon que les gencives se ramollissent, que le malade ressente le matin un goût cuivreux dans la bouche, et qu'il éprouve un commencement d'affection. On est assuré par-là de l'action du remède ; mais il n'est pas nécessaire, comme on l'a cru long-temps, que la salivation s'établisse , pour que la guérison soit complète. Bien plus, ce ptyalisme qu'il est au-dessus du pouvoir de l'art d'arrêter, une fois qu'il est bien établi, peut, par son abondance et sa durée, jeter les malades dans une consomption mortelle ; on a d'ailleurs observé que, dans certains cas, le mercure sort trop facilement par cette voie, et que dans son passage rapide à travers l'économie, il n'a pas le temps d'altérer le virus. Ainsi donc, bien loin que ces salivations immodérées assurent la cure radicale, elles rendent quelquefois le traitement inutile.

Il en est de même de certains dévoiemens et sueurs mercurielles observés sur des malades irritables auxquels on avoit trop brusquement administré le mercure à haute dose.

L'impression d'un air froid et humide, une chaleur considérable, entretenue par les vêtemens, dans les parties supérieures, provoquent la salivation.

Il est donc prudent de tenir le malade dans une chambre où l'air chaud sera renouvelé chaque jour, de le faire coucher le col nu, et la tête très-légèrement couverte. A moins d'une nécessité urgente, il ne devra point se commettre à l'air libre, sur-tout lorsqu'il est froid et humide, et comme ces deux qualités sont sur-tout dominantes, lorsque le soleil a quitté notre horizon, c'est principalement pendant la nuit qu'il doit garder le gîte.

On ne saurait trop insister sur la nécessité d'une réclusion sévère dans le traitement des maladies vénériennes. Les malades qui vaquent à leurs affaires, sont exposés à une foule d'influences qui contrarient, neutralisent ou rendent pernicieuse l'action des remèdes. Inexacts à les prendre, ils contractent de nouvelles maladies, avant d'être guéris de celles dont ils sont affectés. Je suis persuadé que c'est par la négligence avec laquelle les prescriptions s'exécutent par les personnes qui continuent à vaquer à leurs affaires, qu'échouent si souvent les traitemens les mieux ordonnés. C'est à cette cause que doit être attribuée l'inefficacité du muriate suroxigéné de mercure, dont l'usage ne cause aucun embarras, et permet aux malades de se livrer à leurs occupations accoutumées.

L'impuissance du mercure dans le traitement des affections syphillitiques peut tenir à diverses causes ; la première, sans doute, ce sont les erreurs de régime de la part des malades, leur inexactitude à prendre les remèdes, leur répugnance à les continuer long-temps encore après que les symptômes ont disparu, précaution indispensable pour extirper jusqu'aux dernières racines du mal. La salivation indiscrétement provoquée et long-temps entretenue, les dévoiemens, les sueurs occasionnées par de trop fortes doses du remède, l'entraînant trop rapidement hors de l'économie, il glisse en quelque sorte sur le mal, et ne peut le guérir. La trop fréquente répétition des traitemens mercuriels y habitue nos organes, qui deviennent insensibles à l'action des médicamens; aussi observe-t-on qu'on les administre avec d'autant plus de succès que le malade en a pris moins fréquemment : dans quelques cas, on est obligé de suspendre par intervalles l'usage du mercure, afin que l'économie redevienne sensible à son action.

Non seulement les ulcères et autres symptômes syphillitiques sont quelquefois rebelles à l'action du mercure, et l'on prolonge vainement son emploi, mais encore ce remède peut produire des effets aussi funestes que le mal auquel on l'applique. Lorsqu'on s'obstine à l'administrer sans fruit, d'inutile il devient nuisible, change le caractère des ulcérations, augmente les douleurs, occasionne des mouvemens convulsifs dans diverses parties du corps, ou des paralysies douloureuses.

Les excitans positifs sont les meilleurs remèdes à employer dans les affections qui empirent par l'usage continué des préparations mercurielles ; les gargarismes, les lotions avec des infusions d'herbes aromatiques, de quinquina, &c. : leur emploi répare l'économie fatiguée de l'impression débilitante du mercure, relève les forces des organes affaiblis, et permet, au bout d'un certain temps, de revenir au mercure, s'il reste des traces de la maladie syphillitique (1).

Lorsque la vérole se complique d'une hypersthénie violente, on combine les mercuriaux avec les purgatifs, les rafraîchissans, le régime végétal, le nitre, &c.

On étend aussi l'onguent mercuriel sur des plumaceaux de charpie, dont on couvre les chancres et ulcères vénériens, soit primitifs, soit secondaires.

L'emplâtre mercuriel s'emploie avec succès pour résoudre les indurations vénériennes des glandes, les bubons ; on l'applique sur les exostoses, &c.

Sublimé corrosif (Muriate suroxigéné de mercure). Mercurius sublimatus corrosivus.

Le muriate suroxigéné de mercure est le

____

(1) *Voyez Richerand, Nosographie chirurgicale.*

plus terrible de tous les poisons ; il a toujours été proclamé par les plus célèbres médecins comme le remède le plus efficace contre les affections syphillitiques invétérées. Il a la propriété remarquable de mitiger avec une promptitude miraculeuse les plus redoutables symptômes de cette maladie, et de la guérir radicalement.

Une des causes qui en ont considérablement étendu l'usage, c'est la facilité avec laquelle le subliné se prête aux traitemens secrets. La quantité nécessaire pour la cure complète, se trouve renfermée dans une petite bouteille que le malade soustrait aisément aux regards indiscrets ; il le mêle à ses boissons, et le goût âcre qui en résulte, mais dont lui seul s'apperçoit, ne décèle point aux autres sa présence. Les vêtemens n'en sont pas salis ; enfin, la commodité que l'on trouve à le filer à petites doses, l'a fait adopter généralement. Quel autre remède proposer dans ces maladies dont la pudeur défend de déclarer le vrai caractère, et que l'on guérit souvent en feignant de les ignorer.

On ne doit jamais l'employer sur des individus dont la poitrine est très-faible et délicate ; des hémoptisies, des phthisies mortelles ont été trop souvent produites par son usage. Il occasionne fréquemment la diarrhée, la colique, la cardialgie, des anxiétés, une toux sèche, une chaleur ardente et fugace, une faiblesse d'estomac, &c. On prévient ordinairement ces symptômes fâcheux en l'associant à des excitans diffusibles, tels que les eaux aromatiques et spiritueuses, le camphre, l'éther sulfurique, la teinture d'opium, de cannelle, &c.

Lorsque le malade a été entièrement épuisé par des hémorragies abondantes, des diarrhées copieuses, par une fièvre lente et hectique, &c., ou qu'il est encore très-jeune, avant d'employer le sublimé, on lui administrera des excitans convenables, pour redonner de la vigueur au corps, ou si les symptômes syphillitiques sont trop violens, on unira au muriate suroxigéné de mercure des stimulans volatils efficaces.

Pour que le sublimé guérisse radicalement la syphillis, il faut commencer par l'administrer à petites doses, et en continuer longtemps l'usage, ayant toujours égard à la constitution individuelle du malade ; si l'emploi de ce remède affaiblit trop le corps, on en suspend l'usage pendant quelques jours, ou on le combine avec des stimulans énergiques.

Pendant l'emploi du sublimé, on prescrit au malade un régime restaurant et du bon vin ; il évitera l'usage des acides, des alimens indigestes ; on lui donnera des mucilagineux

gineux nourrissans, du chocolat à la vanille, du lait dans lequel on aura cuit du sagou ; en général le malade doit beaucoup boire.

Mode d'administration. Il est nécessaire de ne jamais employer ce médicament qu'avec une extrême précaution. La dose est d'un quart de grain chaque jour, on le pousse par degré jusqu'à un demi-grain, et même trois quarts de grain ; vingt à vingt-cinq grains suffisent au traitement ordinaire. On l'unit à l'opium, afin de prévenir les symptômes fâcheux qu'il produit souvent dans les organes assimilateurs. Voici le meilleur procédé pour l'administrer. On fait dissoudre deux décigrammes (*4 grains*) de sublimé dans 96 grammes (*3 onces*) d'eau de cannelle, en y ajoutant quarante gouttes de teinture d'opium, dont le malade prend de quarante à quatre-vingts gouttes, deux ou trois fois par jour. L'observation a appris que cette potion produit très-rarement la salivation, et que les personnes d'une constitution faible, d'un estomac débilité pouvaient la supporter facilement.

Eau phagédénique , aqua phagadenica.

Dans un litre (1 *pinte*) d'eau de chaux, on fait dissoudre 2 grammes ($\frac{1}{2}$ *gros*) de sublimé corrosif ; il se forme un précipité

S

jaune qui trouble la liqueur, et on l'emploie sans en séparer le dépôt.

On fait usage de cette solution pour panser les ulcères vénériens ; on l'emploie en gargarismes dans les ulcères syphillitiques de la bouche, comme caustique pour détruire les ulcères squammeux, et comme un moyen détersif qui sert à laver les chancres dont le gland est souvent tapissé.

Mercure doux. (*Muriate mercuriel doux.*)
Mercurius dulcis.

Le muriate de mercure est un remède moins actif et qui agit plus lentement dans la cure de la maladie vénérienne. Il produit plus facilement la salivation que le sublimé et les frictions mercurielles, il pousse aussi par les selles, et afin de prévenir sa vertu purgative, on le combine avec une dose convenable d'opium.

Mode d'administration. On emploie le mercure doux en frictions, mêlé avec de l'axonge ; ou bien après l'avoir réduit en poudre très-fine, on en couvre la surface des ulcères syphillitiques, et l'on en frotte les environs. En pilules, uni à l'amidon, à des aromates, à des stimulans volatils, tels que la cannelle, le camphre, l'opium. On prétend que ces deux derniers remèdes préviennent le plus facilement la salivation. On l'administre à la dose d'un huitième de décigramme jusqu'à un décigr. et demi *¼ de grain jusqu'à 3 grains*) ; chez les personnes faibles et les enfans, on ne donne qu'un huitième de grain.

Clare prescrivait le mercure doux en frictions à l'intérieur des lèvres, des joues, ainsi qu'aux gencives, pour obtenir la guérison entière de l'affection syphillitique. Outre la difficulté d'introduire ainsi dans l'économie une quantité de mercure suffisante pour éteindre le virus, cette méthode expose plus qu'aucune autre aux accidens de la salivation, parce que le mercure affecte d'autant plus aisément, et avec d'autant plus de promptitude les glandes salivaires, qu'on l'applique plus près de ces organes glanduleux. On n'emploie plus la méthode de *Clare* que pour la cure locale des ulcères de l'intérieur de la bouche et du voile du palais.

Telles sont les préparations mercurielles les plus usitées dans le traitement de la maladie syphillitique. Toutes les combinaisons dans lesquelles entre ce métal, telles que les oxides rouges, l'acétite, le tartrite, le nitrate, le sulfate de mercure, ont été tour-à-tour employées, mais aucune n'égale en efficacité les trois que je viens d'indiquer. La méthode des frictions et l'administration sous la forme de boissons l'emportent aussi sur les bains, les lavemens, les fumigations et autres procédés, à l'aide desquels on a cherché à les introduire.

On peut combiner les trois remèdes, associer, par exemple, le sublimé aux frictions lorsqu'il s'agit d'obtenir un prompt soulagement. L'action du premier est plus rapide, et c'est à cette amélioration presque subite que son emploi procure, qu'il faut attribuer la faveur dont il jouit. On peut joindre aux frictions l'usage intérieur des pilules mercurielles de tout genre. Mais dans toutes ces modifications du traitement, soit que l'on emploie à la fois plusieurs préparations mercurielles, soit que l'on administre la même préparation sous diverses formes, on doit prendre garde de ne pas excéder la dose que l'individu peut supporter.

Epispastiques, Epispastica. *Emplâtre vésicatoire, Sinapisme.*

L'emplâtre vésicatoire produit ordinairement dans la partie à laquelle on l'applique les accidens suivans : sentiment de démangeaison plus ou moins pénible, douleur, intumescence, chaleur et rougeur du système, abord prompt du sang et de la lymphe vers les capillaires exhalans, qui semblent transformés en autant d'organes sécrétoires, d'où

résulte l'apparition d'une ou de plusieurs vé-
sicules contenant une sérosité albumineuse.

Les médecins n'emploient ordinairement
les vésicatoires dans les asthénies que quand
les forces du malade sont entièrement épuisées, et que la fièvre est accompagnée de
symptômes les plus fâcheux, tels que sueurs
et diarrhée colliquatives, prostration extrême des forces, délire violent et continu,
soubresauts de tendons, chasse aux mouches,
sanglots, météorisme, pouls petit, faible et
intermittent. L'application infructueuse des
vésicatoires dans les derniers momens de la
vie est connue de tout le monde, au point
que lorsque le médecin en prescrit l'emploi
dans une maladie grave, il peut lire sur les
visages des assistans qu'ils désespèrent de la
guérison du malade.

Qu'on cesse de croire avoir attiré l'humeur morbifique, ou seulement une partie
dans les ampoules occasionnées par les vésicatoires ; la sérosité qu'ils procurent n'est
autre chose qu'une humeur particulière de
couleur ambrée, laquelle a beaucoup de rapport avec le sérum du sang, et présente absolument les mêmes caractères. Des praticiens, imbus des préjugés de la vieille école,
cherchent encore aujourd'hui à entretenir,
par des onguens plus ou moins irritans, une
suppuration superflue. Mais il faut laisser

pour le vulgaire la croyance où ils sont que l'élimination de la matière morbifique a lieu par cette voie ; en sorte qu'ils mesurent journellement l'espoir à la guérison par la quantité du fluide qui s'est écoulé. Qu'arrive-t-il? Ils abusent continuellement de cette théorie, dans le traitement des fièvres asthéniques, et dès-lors l'effet secondaire des vésicatoires, loin de relever le système des forces, ajoute pernicieusement à leur état de prostration.

Tous les partisans de la nouvelle doctrine médicale regardent les vésicatoires comme affaiblissans, lorsqu'ils produisent des ampoules, et par conséquent une évacuation d'humeurs ; au contraire ils les mettent au nombre des stimulans les plus énergiques, lorsqu'ils ne sont appliqués que comme rubéfians. D'autres médecins, de l'avis desquels je suis, croyent que les rubéfians agissent en affaiblissans, de même que les vésicatoires.

Préceptes de pratique concernant les vésicatoires.

1°. Il faut les appliquer de préférence sur les parties charnues, et les renforcer à proportion du plus ou du moins de sensibilité du sujet, de son âge, de sa constitution plus ou moins robuste, suivant l'effet prompt, et quelquefois violent, qu'on jugera nécessaire:

ainsi, le plus fort vésicatoire, pour un homme ordinaire, pourra être fait avec une demi-once d'emplâtre épispastique, saupoudré de cantharides, de manière que cet emplâtre soit de la grandeur de quatre pouces et demi d'un bord à l'autre; la grandeur des emplâtres peut être diminuée jusqu'à celle d'un de nos ongles; ceux-ci ne s'appliquent qu'aux tempes, ou derrière les oreilles.

2°. Après avoir rasé la partie, on la bassine avec du vinaigre, pour augmenter et accélérer l'effet des cantharides.

3°. Lorsque le malade est faible et très-sensible, que sa peau est fort délicate, il est nécessaire de mêler à l'emplâtre vésicatoire de l'emplâtre mélilot, pour qu'il n'agisse pas trop violemment.

4°. Quand on a ôté le vésicatoire, il faut tâcher de prévenir la formation de l'ampoule, qui survient quelquefois, quoique le vésicatoire n'ait agi qu'en rubéfiant. A cet effet on enduit la partie enflammée avec de l'huile d'amandes douces ou d'olive.

5°. Quand l'action du vésicatoire a été trop violente, et qu'il a déterminé une ampoule, alors il faut, en levant le vésicatoire, donner quelques coups de ciseaux dans les ampoules, en emporter même une partie, et appliquer sur le tout du beurre frais.

6°. Lorsqu'il se manifeste une strangurie

et une ardeur cuisante au col de la vessie, l'émulsion de lait d'amandes douces avec une dose convenable de camphre, procurera un prompt soulagement.

Le sinapisme a plusieurs avantages sur l'emplâtre vésicatoire ; il agit, suivant l'opinion de ces médecins, en excitant positif sur l'organisme, de même que les mouches cantharides, mais il produit plus promptement une inflammation, et occasionne moins souvent des ampoules. La manière la plus simple de préparer le sinapisme, est d'humecter de la moutarde contusée avec du vinaigre très-fort ; chez les enfans et les personnes délicates, on met cette pâte entre deux linges fins et usés, et on ne la laisse pas appliquée trop long-temps, trois à quatre heures suffisent pour produire l'effet désiré.

On applique les vésicatoires et les sinapismes sur la nuque, la poitrine, les gras de jambes, la plante des pieds, l'abdomen, autour du cou, derrière les oreilles, &c. On les applique aussi près que possible de la partie souffrante.

Les médecins Browniens qui regardent les rubéfians comme des excitans positifs, les emploient dans différentes espèces de maladies asthéniques, telles sont :

1°. Le *synoch* et le *typhus* simples.

2°. Les fièvres continues avec affection

locale, telles que la *pneumonie*, la *fièvre puerpérale*, le *rhumatisme*, la *frénésie*, l'*entéritis*, l'*hépatitis*, la *colique*, la *variole confluente*, l'*angine*, la *scarlatine*, &c. &c. asthéniques.

3°. La *paralysie*, les *crampes*, les *spasmes*, le *tétane*, le *trisme*, la *rhumatalgie*, l'*asthme convulsif*, la *coqueluche*, l'*inflammation asthénique des yeux*, les *douleurs de dents et d'oreilles*, les *asthénies des voies urinaires*.

J'ai avancé plus haut que les cantharides et les sinapismes, quand même ils agissent en rubéfians, doivent être considérés comme des affaiblissans, comme des stimulans négatifs, et que par conséquent leur emploi **ne** convient pas dans les asthénies. Leur application, en général, est inutile dans les hypersthénies, attendu que nous avons d'autres affaiblissans énergiques pour combattre ces formes de mal-aise.

La propriété corrodante de la moutarde employée en sinapisme, des mouches cantharides employées en emplâtres ou en frictions, dépend-elle d'un acide particulier à ces substances, ou de ce qu'on nomme esprit ammoniacal, ou bien d'une autre cause? C'est, à ce qu'il paraît, ce qu'on n'a pas encore pu décider.

Ce principe, quel qu'il soit, ne peut dissoudre et corroder des parties organiques sans détruire leur activité vitale dans toute la partie corrodée, et sans supprimer entièrement l'activité de ces mêmes parties sur d'autres. Donc, tant que ces substances agissent sur l'organisme, comme corrodantes ou comme dissolvantes, à quelque degré que ce soit, elles ne peuvent y agir comme incitantes; car l'activité vitale ne peut être incitée par l'action qui la détruit, et des parties détruites de l'organisme ne peuvent agir sur d'autres parties comme incitantes; donc l'énergie de l'incitation est diminuée par de semblables impressions : mais elle est généralement diminuée dans tout l'organisme, par la perte des humeurs et la douleur plus ou moins considérable, qui sont les suites de semblables influences.

De plus, l'inflammation que les rubéfians produisent est de nature asthénique, et en conséquence, elle agit en affaiblissant quoiqu'à un moindre degré que l'ampoule. D'ailleurs les remèdes excitans, au moyen desquels on peut promptement résoudre et guérir cette inflammation, comme des fomentation chaudes, aromatiques et spiritueuses, prouvent évidemment leur caractère asthénique.

Les médecins qui attribuent des propriétés stimulantes aux rubéfians, ne les emploient que dans les asthénies; en ces cas, l'inflammation qu'ils excitent, ne pouvant être que de très-courte durée, doit sur-le-champ se changer en asthénie indirecte, donc les vésicatoires employés, même comme rubéfians, n'agissent que très-peu de temps en excitans positifs, vu qu'ils engendrent soudainement une faiblesse indirecte dans la partie à laquelle ils sont appliqués.

Jusqu'ici on a admis que l'inflammation était toujours occasionnée par l'irritation particulière d'une partie produite par l'action trop violente d'un stimulus. Cette opinion est, comme nous allons le voir, destituée de fondement, et ne peut nullement expliquer l'origine de l'inflammation.

On divise les stimulans en excitans *positifs* (fortifians), et en excitans *négatifs* (affaiblissans); les premiers augmentent, les autres diminuent l'énergie de l'activité vitale. Dans le cas qui nous occupe, les médecins entendent par stimulus, un excitant positif, puisqu'ils disent qu'il produit un accroissement d'activité vitale dans les organes exposés à son action immédiate.

Mais tout stimulant positif rehausse l'énergie vitale du corps entier, et l'augmentation de l'incitation est proportionnelle à la force de la puissance stimulante, comme je l'ai démontré dans un autre endroit. Ainsi toutes les fibres animées de la partie irritée se contractent avec plus de force qu'auparavant, et leurs contractions sont absolument et relativement plus énergiques que ceux des organes adjacens ou éloignés. Le cœur, les artères de tout l'organisme sur lesquelles le stimulus n'a pas exercé son action, se contractent avec moins d'énergie que les vaisseaux sanguins de la partie irritée, qui opposent beaucoup plus de résistance que les autres organes du corps vivant à l'abord du sang, poussé par le cœur et les grosses artères dans leurs capacités, au moyen de petites ramifications artérielles. Toutes les autres parties reçoivent plus facilement le sang que les organes irrités, et le sang est poussé vers ceux-ci en d'autant plus petite quantité que l'irritation est plus violente.

Il est inutile de remarquer que tous les organes du corps animé sont entr'eux dans un équilibre parfait, qui cependant n'est pas absolu, mais relatif.

L'inflammation a lieu, lorsqu'une grande quantité de sang est poussée dans les vaisseaux sanguins, et leurs plus petites ramifications, lesquelles n'en contiennent pas dans l'état de santé. Or j'ai démontré qu'un organe dont l'activité vitale a été considérablement augmentée, s'oppose avec force à l'affluence du sang, et qu'il en admet une moindre quantité que dans l'état sain. L'expérience confirme cette théorie, en apprenant que l'inflammation est toujours engendrée par l'action des puissances nuisibles débilitantes.

Un coup violent, une chûte, une plaie faite avec un instrument tranchant, une contusion, une pression considérable exercée sur un organe, produisent souvent des inflammations topiques. Dans tous ces cas, elle n'est point déterminée par l'irritation de la partie enflammée, mais bien par la faiblesse qu'occasionnent ces puissances nuisibles.

Une force mécanique de ce genre produit une distention de quelques fibres et une compression des autres, principalement des vaisseaux sanguins, lymphatiques, &c. Cette force, loin d'agir en excitant positif, n'agit que mécaniquement, en ce que l'activité vitale des parties lésées est incapable de défendre avec une énergie convenable la structure organique contre cette impression. Il ne peut être question ici d'un stimulant particulier, vu que tous les objets extérieurs, en désorganisant les fibres du corps animé, affaiblissent ou anéantissent l'énergie vitale dont elles sont douées : il est donc impossible que les vaisseaux de la partie lésée soient dans un état d'accroissement d'énergie; car, dans les parties où le principe de vie est éteint ou du moins considérablement affaibli, il ne peut y avoir une exaltation intensive de l'énergie de l'incitation, mais au contraire elle doit nécessairement être diminuée.

Les vaisseaux qui ont éprouvé une compression ou une distention trop violente, ne peuvent plus se contracter avec autant de force qu'auparavant, ils sont incapables de résister avec énergie à l'affluence du sang qui doit s'y amasser en plus grande quantité que dans l'état de santé, et même être poussé dans les petits rameaux qui n'en charient pas ordinairement ; de là, la tumeur, la rougeur, la chaleur et la douleur dans des parties enflammées.

Les fractures compliquées, les luxations, les contusions, les hernies, les prolapsus compliqués, le feu, les brûlures, les corrosions avec des corps âcres, par exemple, la pierre caustique, &c., donnent lieu à ce genre d'inflammation.

Le feu, les corps corrosifs, &c., détruisent les fibres organiques ; or, la destruction de l'organisation entraîne celle de l'activité vitale. Mais où il n'y a point d'énergie vitale, il n'existe plus de susceptibilité, et où il n'y a plus de susceptibilité, il n'y a pas de stimulant ; donc il est impossible que, dans ce cas, l'inflammation soit engendrée par un stimulant particulier.

Lorsque les fibres organisées d'une partie, de même que son activité vitale, sont détruites, ses vaisseaux sont frappés de faiblesse, ils n'opposent pas de résistance à l'abord des humeurs qui s'y amassent en plus grande quantité que dans l'état de santé, et produisent l'inflammation.

Le sang et les humeurs sont alors poussés dans les organes affaiblis, incapables de résister à leur affluence, trop faibles pour les pousser dans les autres vaisseaux soustraits à l'action mécanique ou chymique des puissances nuisibles.

D'après cela il est évident que, dans tous ces cas, l'inflammation, loin d'être produite par une irritation de la partie affectée, doit son origine à une débilité des vaisseaux sanguins, lymphatiques, &c., occasionnée par l'action désorganisatrice des forces mécaniques ou chymiques.

De ce qui précède, il suit que l'inflammation, produite par les rubéfians, doit de toute nécessité être de nature asthénique, quand même ils agiraient en excitans positifs ; car leur action excitante momentanée est suivie d'une asthénie indirecte qui affaiblit plus ou moins tous les organes du corps, suivant l'influence qu'exerce sur eux la partie à laquelle ils ont été appliqués. Je suis persuadé que l'action primitive des épispastiques diminue l'énergie de l'incitation de l'organe exposé à leur impression, vu qu'ils agissent en corrodant, et par là rendent l'organe inapte à remplir ses fonctions accoutumées.

Un grand nombre de médecins célèbres prétendent que les vésicatoires et les rubéfians sont presque toujours couronnés d'un succès heureux dans les asthénies graves; mais comment concilier cette action salutaire avec les lois de l'organisme, puisqu'ils agissent toujours en affaiblissans.

Je prouverai dans mon exposition complète de la nouvelle doctrine médicale, que chaque forme déterminée de mal-aise est produite par une différence graduelle de l'hypersthénie ou de l'asthénie dans les divers organes du corps vivant. Ce n'est que d'après ces lois de la nature animée que l'on peut rendre raison de la guérison apparente de diverses formes de mal-aise, basées sur l'asthénie de l'incitation, par l'emploi des stimulans négatifs ; telles sont les hémorragies, les fièvres intermittentes, &c., et des nouvelles maladies dont elles sont suivies.

C'est donc d'après ces principes qu'il faut expliquer l'effet salutaire que produisent quelquefois les rubéfians et les vésicatoires dans les asthénies. Ces remèdes curatifs en affaiblissant particulièrement l'organe sur

lequel

lequel ils agissent immédiatement, changent par là la différence graduelle de l'asthénie de l'incitation, et donnent ainsi naissance à une nouvelle forme de mal-aise quelquefois moins dangereuse pour la vie du malade que celle dont il était d'abord attaqué.

Il résulte de ce qui précède, que les rubéfians et les vésicatoires ne sont indiqués que
dans les asthénies qui sont moins dangereu-
ses, non pas aussi bien par le degré d'intensité, que par la forme de la faiblesse, et le
dérangement de quelques organes essentiels,
tels que les poumons, le cerveau, &c., dont
les opérations ne peuvent pas être long-temps
troublées à un haut degré sans un danger
imminent pour la vie, et dans lesquelles maladies il n'est quelquefois pas au pouvoir du
médecin de rétablir l'harmonie des fonctions
de ces parties; alors, dis-je, on pourrait
avoir recours à l'application des épispastiques, et l'observation prouve, dit-on, qu'ils
ont souvent un bon effet.

Dans les asthénies portées au plus haut
point d'intensité, il ne faut jamais appliquer
les épispastiques assez long-temps pour produire des ampoules; dans ces cas, les forces
étant entièrement épuisées, il arrive fréquemment que la plaie se gangrène, ce qui
est toujours un symptôme très-fâcheux et
souvent difficile à guérir.

T

Quant à moi, je n'emploie ni les vésicatoires, ni les sinapismes dans les asthénies de l'incitation avec affection locale d'un ou de plusieurs organes essentiels ; l'usage convenable des stimulans permanens et diffusibles, l'application sur la partie spécialement affectée, des fomentations chaudes, aromatiques et spiritueuses, les embrocations avec des linimens volatils, &c., m'ont toujours suffi pour guérir les maladies de faiblesse les plus violentes. A Dieu ne plaise cependant que je nie les observations des praticiens célèbres, qui prétendent avoir retiré de grands avantages de l'application de ces moyens curatifs dans les asthénies.

FORMULAIRE
DES MÉDICAMENS.

Des mesures usitées pour la confection des formules.

I.

L'ART pharmaceutique met en usage, dans son état actuel, deux sortes de mesures; les anciennes et les nouvelles. Je fais connaître les unes et les autres, en attendant qu'une convention médicale, présidant à la rédaction d'un nouveau Codex, ait définitivement confirmé l'adoption de ces dernières.

A.

Noms des anciennes mesures de poids, et caractères particuliers qui les expriment.

Les praticiens cliniques reconnaissent :

1°. La livre médicale, contenant seize onces . . . . ℔

2°. L'once, qui vaut sept gros . . . . . ℥

3°. Le gros, qui pèse trois scrupules . . ʒ

4°. Le scrupule, composé de vingt-quatre grains. . . . . ℈

5°. Le grain, qui ne se divise qu'en deux parties . . . . Gr.

Quand on veut partager les mesures des poids en deux moitiés, on a recours au signe suivant ß, pour exprimer cette demie : il en est de même pour les mesures de capacité.

B.

Noms d'anciennes mesures de capacité, et caractères particuliers qui les expriment.

Les mesures qu'emploient les médecins cliniques, s'appliquent, ou aux matières liquides, ou aux matières sèches. Ils les expriment de la manière qui suit :

1º. La brassée, qui contient douze poignées, ou tout ce qu'on peut renfermer sous le bras (*Fasciculus* vel *Fas.*).

2º. La poignée, qui indique ce que la main peut contenir, et qui équivaut à la quantité de quatre pincées (*Manipulus* vel *M.*).

3º. La pincée, c'est-à-dire, la quantité que l'on peut saisir à l'aide du pouce et des deux premiers doigts de la main..... (*Pugillus* vel *Pug.*).

4º. Le verre, qui tient environ une once et demie (*Cyathus* vel *Cyath.*).

5°. La cuillerée, ou la demi-once. (*Cochlearium* vel *Cochl.*).

6º. La goutte, qui répond au grain des substances solides. (*Gutta* vel *Gut.*).

I I.

Noms des nouvelles mesures.

Les médecins doivent connaître le nouveau système des poids et mesures, adopté
par le Gouvernement. Je ne ferai connaître
ici que ceux dont la pharmacie a un besoin
spécial.

A.

Noms des mesures de poids.

Les praticiens cliniques, pour exprimer
les quantités qui entreront dans leurs formules, pourront, en conséquence, formuler
d'après la nomenclature qui suit :

1°. Kilogramme, qui ré-
pond à .... *Deux livres.*
2°. Demi-kilogramme... *Une livre.*
3°. Gramme .... *Dix-huit grains.*
4°. Demi-gramme........ *Neuf grains.*
5°. Deux grammes....... *Un demi-gros.*
6°. Quatre grammes..... *Un gros.*
7°. Trente-deux gram.. *Une once.*
8°. Décigramme......... *Deux grains.*
9°. Demi-décigramme... *Un grain.*
10°. Un décig^me. et demi *Trois grains.*

B.

Noms des mesures de capacité.

1°. Litre.................... *Une pinte.*

2°. Demi-litre .... *Une chopine.*
3°. Quart de litre .... *Un demi-setier.*

On conserve d'ailleurs la cuillerée à bouche qui équivaut à quatre gros, la cuillerée à café qui contient deux gros, et la goutte qui répond au grain.

I I I.

Formulaire des stimulans positifs permanens.

N°. 1.

Prenez ou R. Eau de fenouil, 256 grammes (*8 onces.*).

Liqueur anodine, 4 grammes (*un gros*).

Teinture d'opium, 12 décigrammes, (*un scrupule*).

Sirop ordinaire, 32 grammes, (*1 once*).
On en donne toutes les heures une cuillerée.

N°. 2.

R. Eau de mélisse, 320 grammes (*10 onc.*)
Liqueur anodine, 8 grammes (*2 gros*).

Teinture d'opium, 12 décigrammes (*1 scrupule*).

Sirop ordinaire, 32 grammes (*1 once*).

On en administre toutes les heures une cuillerée.

N°. 3.

R. Vin amer de petite centaurée , 320 grammes (*10 onces*).

Teinture d'opium, 2 grammes ($\frac{1}{2}$ *gros*).

On en donne toutes les trois heures une cuillerée.

N°. 4.

La dose de scille en substance est depuis un quart de décigramme jusqu'à un décigramme et demi ($\frac{1}{2}$ *à 3 grains*).

R. Scille en poudre, $\frac{1}{4}$ de décigramme ($\frac{1}{8}$ *grain*).

Cannelle fine, 1 $\frac{1}{2}$ décigramme (*3 grains*).
Opium purifié, $\frac{1}{8}$ de grain.
Sucre blanc, 5 décigrammes (*10 grains*).
Mêlez, faites un paquet. On administre toutes les trois heures un pareil paquet.

N°. 5.

R. Eau de fenouil, 320 grammes (*10 onc.*).
Ether sulfurique, 4 grammes (*1 gros*).
Teinture d'opium, 2 grammes ($\frac{1}{2}$ *gros*).
Vin scillitique, 48 grammes (1 $\frac{1}{2}$ *once*).
Sirop simple, 32 grammes (*1 once*).
On en donne toutes les deux heures une cuillerée.

N°. 6.

La dose d'écorces d'orange en substance est depuis un gramme jusqu'à quatre grammes (*18 grains à 1 gros*) dans du vin de Bourgogne ou dans un autre vin généreux.

R. Ecorces d'orange en poudre, 1 gramme (*18 grains*).

Opium purifié, ⅛ de grain.

Sucre blanc, 5 décigrammes (*10 grains*).

Mêlez, faites un paquet. On donne toutes les trois heures un pareil paquet dans du vin.

N°. 7.

R. Ecorces d'orange en poudre, 48 grammes (*1 ½ once*).

Faites infuser pendant trois heures dans suffisante quantité d'eau bouillante, passez et ajoutez à la colature de 320 grammes (*10 onces*).

Vin vieux de Bourgogne , 64 grammes (*2 onces*).

Liqueur anodine, 8 grammes (*2 gros*).

Teinture d'opium, 20 gouttes.

Sirop simple, 32 grammes (*1 once*).

Mêlez. En prendre toutes les trois heures deux cuillerées et au-delà.

N°. 8.

R. Racine de benoîte en poudre, 48 grammes (*1 ½ once*).

Faites bouillir dans suffisante quantité d'eau pendant une heure ; passez et ajoutez à la colature de 320 grammes (*10 onces*).

Eau de menthe poivrée, 64 grammes (2 onces).

Ether sulfurique, 8 grammes (2 *gros*).

Teinture d'opium, 2 grammes ($\frac{1}{2}$ *gros*).

Sirop ordinaire, 32 grammes (*1 once*).

La dose est de deux cuillerées toutes les deux heures.

N°. 9.

R. Sementine, 12 grammes (3 *gros*).

Racine de Valériane, 8 grammes (2 *gros*).

Faites infuser pendant une heure dans suffisante quantité d'eau bouillante ; passez et ajoutez à la colature de 128 grammes (4 onces).

Ether sulfurique, dix gouttes.

Sirop diacod., 32 grammes (*1 once*).

On en donne une dose plus ou moins grande, suivant l'âge et la constitution individuelle du malade.

N°. 10.

R. Sementine en poudre, 2 à 12 grammes ($\frac{1}{2}$ *à 3 gros*).

On la donne incorporée dans du miel ou sur du pain enduit de beurre, ou dans du lait.

N°. 11.

R. Coraline de Corse,
Sementine,
Racine de fougère mâle, } de chaque, parties égales.

Mêlez et pulvérisez finement.

La dose commune est de 2 à 4 grammes (½ *à* 1 *gros*), dans un véhicule quelconque, ou incorporés dans un bol.

N°. 12.

La dose de limaille de fer purifiée est d'un décigramme à un gramme (2 *à 18 grains*).

R. Limaille de fer, un décigramme (2 *grains*).

Cannelle fine en poudre, ½ décigramme (1 *grain*).

Opium purifié, ⅛ de grain.

Sucre blanc, 5 décigrammes (*10 grains*).

Mêlez et faites un paquet.

On en donne un pareil toutes les trois heures.

N°. 13.

R. Vin chalybié, 256 grammes (*8 onces*).
Teinture d'opium, 2 grammes (½ gros).
La dose est d'une demi à une cuillerée toutes les trois heures.

N°. 14.

La dose de quinquina ordinaire en substance est d'un à quatre grammes et au-delà (*18 grains à* 1 *gros*).

R. Quinquina en poudre, un gramme (*18 grains*).

Opium purifié, ⅛ de grain.

Sucre blanc, 5 décigrammes (*10 grains*).

Mêlez et faites un paquet.

On donne toutes les trois ou quatre heures un paquet pareil.

N°. 15.

R. Quinquina en poudre , 32 grammes (*1 once*).

Magnésie calcinée, 8 grammes (2 *gros*).

Triturez avec suffisante quantité d'eau tiède.

Faites infuser pendant une heure dans 256 grammes (*8 onces*) d'eau bouillante ; passez et ajoutez à la colature.

Liqueur anodine, 8 grammes (2 *gros*).

Teinture d'opium, 16 gouttes.

Sirop simple , 32 grammes (*1 once*).

La dose est d'une cuillerée toutes les deux heures.

N°. 16.

R. Quinquina réduit en poudre, 32 gram‑ mes (*1 once*).

Magnésie calcinée, ⎱ de chaque 8 grammes
Cannelle fine, ⎰ (2 *gros*).

Macis, un gramme (*18 grains*).

Faites infuser dans 320 grammes (*10 onces*) d'eau bouillante pendant une heure ; passez et ajoutez à la colature.

Ether sulfurique, 8 grammes (2 *gros*).

Teinture d'opium, 2 grammes ($\frac{1}{2}$ *gros*).

Eau spiritueuse de menthe poivrée, 48 grammes, ou vin d'Espagne (*1* $\frac{1}{4}$ *once*).

Sirop simple, 32 grammes (*1 once*).

On en donne toutes les deux heures une cuillerée et au-delà.

N°. 17.

La dose commune d'angusture en substance est de 5 décigrammes à 8 grammes (*10 grains à 2 gros*).

R. Angusture en poudre, 5 décigrammes (*10 grains*).

Quinquina, 4 décigrammes (*8 grains*).

Opium purifié, $\frac{1}{4}$ de grain.

Sucre blanc, 5 décigrammes (*10 grains*).

Mêlez et faites un paquet.

On donne toutes les trois heures un paquet pareil dans du vin vieux de Bourgogne.

N°. 18.

R. Angusture réduite en poudre, 32 grammes (*1 once*).

Fleurs d'arnica, 6 grammes (*1* $\frac{1}{2}$ *gros*).

Faites infuser pendant deux heures dans suffisante quantité d'eau bouillante ; passez et ajoutez à la colature de 320 grammes (*10 onces*).

Liqueur anodine, 8 grammes (2 *gros*).

Teinture d'opium, 2c gouttes.

Sirop ordinaire, 32 grammes (*1 once*).

On en administre toutes les deux heures une cuillerée et au-delà.

N°. 19.

La dose commune d'assa-fœtida en substance est de **3** à 10 décigrammes (*6 à 20 grains*).

R. Assa-fœtida, **4** grammes (*1 gros*).

Cannelle fine, 12 décigrammes (*1 scrup.*).

Extrait de gentiane rouge, quantité suffisante pour douze pilules, dont le malade prendra une toutes les trois heures.

N°. 20.

R. Assa-fœtida, 2 grammes ($\frac{1}{2}$ *gros*).

Triturez avec deux jaunes d'œuf.

Faites dissoudre dans

Eau de mélisse, 320 grammes (*10 onces*).

Ajoutez

Liqueur anodine, 2 grammes ($\frac{1}{2}$ *gros*).

Sirop diacode, 16 grammes ($\frac{1}{2}$ *once*).

On en donne toutes les heures une cuillerée et au-delà.

N°. 21.

La dose de gomme ammoniaque en substance est de **3** à 8 décigrammes (*6 à 16 grains*).

R. Gomme ammoniaque, 3 décigrammes
(*6 grains*).

Limaille de fer, $\frac{1}{2}$ décigramme (*1 grain*).

Extrait de gentiane rouge, quantité suffisante pour faire une pilule.

On fera douze pilules pareilles ; le malade
en prendra une toutes les trois heures.

N°. 22.

R. Gomme ammoniaque , 4 grammes
(*1 gros*).
Faites dissoudre dans
Oxymel scillitique, 192 grammes (*6 onces*).
Ajoutez
Teinture d'opium, 12 gouttes.
La dose est d'une cuillerée toutes les trois
heures.

N°. 23.

La dose de myrrhe en substance est de 2 à
6 décigrammes (*4 à 12 grains*).
R. Myrrhe, 2 décigrammes (*4 grains*).
Opium purifié, $\frac{1}{4}$ de grain.
Extrait de gentiane rouge, suffisante quan-
tité pour faire une pilule.

On en donne une pareille toutes les trois
heures.

N°. 24.

R. Racine d'angélique⎰ de chaque 12 déci-
———de valériane , ⎱ grammes (*3 gros*).

Cannelle fine, 6 grammes ($1\frac{1}{2}$ *gros*).

Faites infuser pendant une heure et demie dans quantité suffisante d'eau bouillante ; passez et ajoutez à la colature de 32o grammes (*10 onces*).

Ether sulfurique, 4 grammes (*1 gros*).

Teinture d'opium, 24 gouttes.

Sirop simple, 32 grammes (*1 once*).

On en donne toutes les heures une cuillerée et au-delà.

No. 25.

R. Racine de roseau aromatique, 32 grammes (*1 once*).

Ecorces d'orange, 16 grammes ($\frac{1}{2}$ *once*).

Faites infuser pendant trois heures dans quantité suffisante d'eau bouillante ; passez et ajoutez à la colature de 32o grammes (*10 onces*).

Eau de menthe poivrée spiritueuse , 64 grammes (*2 onces*).

Liqueur anodine, 6 grammes ($1\frac{1}{2}$ *gros*).

Teinture d'opium , 20 gouttes.

Sirop ordinaire, 32 grammes (*1 once*).

La dose est d'une cuillerée toutes les deux heures.

N°. 26.

R. Racine de roseau aromatique ,   } de chaque 16 grammes ($\frac{1}{2}$ *onces*).
Ecorces d'orange,

Faites infuser pendant quelques heures dans de bon vin chaud, 320 grammes (*10 onces*).

Passez.

On en donne toutes les deux heures de deux à trois cuillerées.

N°. 27.

R. Racine de valériane réduite en poudre, 32 grammes (*1 once*).

Cannelle fine, 4 grammes (*1 gros*).

Faites infuser pendant une heure dans suffisante quantité d'eau bouillante ; passez et ajoutez à la colature de 320 grammes (*10 onces*).

Ether sulfurique, 4 grammes (*1 gros*).

Teinture d'opium, 24 gouttes.

Sirop ordinaire, 32 grammes (*1 once*).

On en administre toutes les heures une cuillerée.

No. 28.

R. Racine de valériane, 32 grammes (*1 once*).

Cannelle fine, 4 grammes (*1 gros*).

Faites infuser, pendant une heure, dans suffisante quantité d'eau bouillante ; passez et ajoutez à la colature de 320 grammes (*10 onces*).

Eau de menthe poivrée spiritueuse, 64 grammes (*2 onces*).

Liqueur

Liqueur anodine, 12 grammes (3 *gros*).
Teinture d'opium, 3o gouttes.
Sirop simple, 32 grammes (*1 once*).
Mêlez. En prendre toutes les heures **une** cuillerée et au-delà.

N_o. 29.

R. Fleurs de camomille, 12 grammes (3 *gros*).
Cannelle fine, 4 grammes (*1 gros*).
Faites infuser, pendant une heure, dans suffisante quantité d'eau bouillante ; passez et ajoutez à la colature de 32o grammes (*10 onces*).
Liqueur anodine, 6 grammes (*1* $\frac{1}{2}$ *gros*).
Teinture d'opium, 16 gouttes.
Sirop ordinaire, 32 grammes (*1 once*).
La dose est d'une cuillerée toutes les heures.

N°. 3o.

R. Herbe de menthe poivrée, 8 grammes (2 *gros*).
Cannelle fine, 4 grammes (*1 gros*).
Faites infuser, pendant une demi-heure, dans suffisante quantité d'eau bouillante ; passez et ajoutez à la colature de 256 grammes (*8 onces*).
Liqueur anodine, 6 grammes (*1* $\frac{1}{2}$ *gros*).

V.

Teinture d'opium, 12 gouttes.

Sirop simple, 32 grammes (*1 once*).

On en donne toutes les heures une cuil-lerée et au-delà.

N°. 31.

R. Eau de menthe poivrée simple, 32o grammes (*10 onces*).

Ether sulfurique, 6 grammes (*1 $\frac{1}{2}$ gros*).

Teinture d'opium, 20 gouttes.

Sirop ordinaire, 32 grammes (*1 once*).

La dose est d'une cuillerée toutes les heures.

N°. 32.

R. Eau de menthe poivrée spiritueuse, 32o grammes (*10 onces*).

Camphre purifié, 8 décigrammes (*16 grains*) dissous dans éther sulfurique, 4 grammes (*1 gros*).

Teinture d'opium, 25 gouttes.

Sirop simple, 32 grammes (*1 once*).

On en administre toutes les heures une cuillerée et au-delà.

N°. 33.

La dose de cannelle en substance est de 4 décigrammes à un gramme (*8 à 18 grains*).

R. Cannelle fine réduite en poudre, 4 décigrammes (*8 grains*).

Serpentaire de Virginie, 3 décigrammes
(*6 grains*).

Sucre blanc, 5 décigrammes (*10 grains*).

Mêlez et faites un paquet.

On en donne un pareil toutes les trois heures.

N°. 34.

R. Cannelle fine, 12 grammes (*3 gros*).

Faites infuser, pendant une heure, dans suffisante quantité d'eau bouillante ; passez et ajoutez à la colature de 256 grammes (*8 onces*).

Liqueur anodine, 6 grammes (*1 $\frac{1}{2}$ gros*).

Teinture d'opium, 15 gouttes.

Sirop ordinaire, 32 grammes (*1 once*).

La dose est d'une cuillerée toutes les heures.

N°. 35.

R. Eau de cannelle simple, 320 grammes (*10 onces*).

Liqueur anodine, six grammes (*1 $\frac{1}{2}$ gros*).

Teinture d'opium, 16 gouttes.

Sirop de menthe, 32 grammes (*1 once*).

On en administre toutes les heures une cuillerée et au-delà.

N°. 36.

R. Eau de cannelle spiritueuse, 320 grammes (*10 onces*).

Camphre purifié, 8 décigrammes (*16 grains*) dissous dans 4 grammes (*1 gros*) d'éther sulfurique.

Ajoutez :

Teinture d'opium, 20 gouttes.

Sirop de menthe, 32 grammes (*1 once*).

La dose est d'une cuillerée toutes les heures.

N°. 37.

R. Teinture de cannelle spiritueuse, 64 grammes (*2 onces*).

Ether sulfurique, 4 grammes (*1 gros*)

Teinture d'opium, 2 grammes ($\frac{1}{2}$ *gros*).

On en donne toutes les heures de 30 à 60 gouttes.

N°. 38.

La dose de racine de serpentaire de Virginie en substance est de 5 à 15 décigrammes (*10 à 30 grains*).

R. Serpentaire de Virginie, réduite en poudre, 5 décigrammes *10 grains*).

Camphre, $\frac{1}{4}$ de décigramme ($\frac{1}{2}$ *grain*).

Opium purifié, $\frac{1}{8}$ de grain.

Sucre blanc, 5 décigrammes (*10 grains*).

Mêlez et faites un paquet.

On en donne un pareil toutes les deux heures.

N°. 39.

R. Racine de serpentaire de Virginie en poudre, 12 grammes (3 *gros*).

Cannelle fine, 4 grammes (*1 gros*).

Faites infuser, pendant une heure, dans de l'eau bouillante ; passez et ajoutez à la colature de 320 grammes (*10 onces*).

Eau de menthe poivrée spiritueuse, 64 grammes (*2 onces*).

Ether sulfurique, 6 grammes (*1 $\frac{1}{2}$ gros*).

Teinture d'opium, 20 gouttes.

Sirop de menthe, 32 grammes (*1 once*).

La dose est d'une cuillerée et au-delà toutes les heures.

N°. 40.

R. Fleurs d'arnica, 12 grammes (*3 gros*).

Faites infuser, pendant une heure, dans suffisante quantité d'eau bouillante ; passez et ajoutez à la colature de 320 grammes (*10 onces*).

Eau de cannelle spiritueuse, 64 grammes (*2 onces*).

Ether sulfurique, 6 grammes (*1 $\frac{1}{2}$ gros*).

Teinture d'opium, 20 gouttes.

Sirop simple, 32 grammes (*1 once*).

On en donne toutes les heures une cuillerée.

N°. 41.

R. Teinture amère, 128 grammes (*4 onces*).

La dose est d'une cuiller à café à une cuiller à bouche, trois à quatre fois par jour.

N°. 42.

R. Teinture amère, 128 grammes (*4 onces*).

Liqueur anodine, 8 grammes (2 *gros*).

Teinture d'opium, 2 grammes ($\frac{1}{2}$ *gros*).

On en administre toutes les trois heures une cuiller à café et au-delà.

N°. 43.

R. Teinture amère, 64 grammes (2 *onces*).

Eau de cannelle simple, 128 grammes (4 *onces*).

Liqueur anodine, 4 grammes (*1 gros*).

Teinture d'opium, 12 gouttes.

La dose est d'une demi à une cuillerée toutes les trois heures.

N°. 44.

R. Teinture de gaiac spiritueuse, 12 grammes (3 *gros*).

Éther sulfurique, 8 grammes (2 *gros*).

Teinture d'opium , 20 gouttes.

On en donne toutes les demi-heures ou toutes les heures de 15 à 40 gouttes et au-delà, dans une cuillerée d'eau de mélisse.

N°. 45.

R. Herbe de mélisse , 16 grammes ($\frac{1}{2}$ *once*).

———— de menthe poivrée,
Cannelle fine ,
Semences de fenouil contusées,
Fleurs de camomille romaine ,   de chaq. 8 grammes (2 *gros*).

Racine de réglisse grossièrement coupée, 12 grammes (3 *gros*).

Thé aromatique , dont le malade prend souvent une tasse tiède ; on peut ajouter à chaque tasse quelques gouttes de liqueur anodine.

N°. 46.

Lavement excitant.

R. Fleurs de camomille, une poignée.

Racine de valériane réduite en poudre, 16 grammes ($\frac{1}{2}$ *once*).

Faites infuser , pendant une heure , dans un demi-kilogramme (1 *livre*) d'eau bouillante ; passez et ajoutez à la colature.

Huile d'amandes douces, 32 grammes (1 *once*).

N°. 47.

R. Fleurs de camomille,
Herbe de sauge,
—— de menthe crépue,
—— —— poivrée,
Farine de seigle,

de chaque 32 grammes (*1 once*).

Faites de petits sachets, que l'on applique aussi chaud que possible sur les parties souffrantes.

Dans les cas très-graves on peut ajouter 16 grammes (½ *once*) de camphre purifié.

N°. 48.

R. Fleurs de camomille,
Herbe de sauge,
—— de menthe crépue,
—— —— poivrée,
Racine de roseau aromatique en poudre,

de chaque 96 grammes (3 *onces*).

Faites infuser, pendant une heure, dans 2 kilogrammes et demi (*5 livres*) d'eau bouillante ; passez et ajoutez à la colature.

Esprit de vin rectifié, 256 grammes (8 *onces*).

En faire des fomentations chaudes sur les parties douloureuses et spécialement affectées.

N°. 49.

R. Fleurs de camomille,
Herbe de sauge,
———— de menthe crépue,
———— ———— poivrée,
Racine de roseau aroma-
tique,

de chaque 96 grammes (*3 onces*).

Faites infuser, pendant une heure, dans 2 kilogrammes et demi (*5 livres*) de gros vin rouge très-chaud ; passez et ajoutez,

Camphre, 48 grammes (*1 ½ once*) dissous dans 256 grammes (8 *onces*) d'esprit de vin rectifié.

En faire des fomentations chaudes sur les parties souffrantes. On trempe dans cette infusion une flanelle pliée en quatre doubles, qu'on applique sur les organes particulière-ment attaqués.

N°. 50.

R. Fleurs de camomille romaine,
Herbe de rhue,
———— de menthe crépue,

de chaque 64 grammes (2 *onces*).

En faire un sachet qu'on applique très-chaud sur l'inflammation érysipélateuse.

N°. 51.

R. Fleurs de camomille,
Herbe de sauge,
———— de menthe crépue,
———— ———— poivrée,
———— de mélisse,

de chaque 4 poignées.

Faites infuser, pendant une heure, dans 4 kilogrammes (*8 livres*) d'eau bouillante ; passez et ajoutez cette infusion aromatique au bain tiède.

N°. 52.

R. Herbe de sauge 32 grammes (*1 once*).

Faites infuser, pendant une heure, dans 256 grammes (*8 onces*) d'eau bouillante ; passez et ajoutez,

Essence de pinprenelle blanche, 16 grammes ($\frac{1}{2}$ *once*), en faire des gargarismes.

N°. 53.

R. Herbe de menthe crépue,
———— de ciguë,
———— de jusquiame,
Fleurs de camomille romaine,

de chaque 64 grammes (2 *onces*).

Faites bouillir dans suffisante quantité d'eau jusqu'à consistance de cataplasme, qu'on applique très-chaud sur la partie souffrante.

I V.

*Formulaire des stimulans positifs dif-
fusibles.*

N°. 1.

On prescrit la liqueur anodine seule , ou
on l'associe à d'autres stimulans volatils et
aux infusions excitantes.

R. Liqueur anodine, 16 grammes ($\frac{1}{2}$
once).

La dose est de 20 à 100 gouttes sur du
sucre blanc, ou dans une cuillerée d'une eau
spiritueuse quelconque.

N°. 2.

On donne l'éther sulfurique seul , ou on
le combine avec d'autres excitans volatils ,
ou avec les infusions fortifiantes.

R. Ether sulfurique, 8 grammes (2 *gros*).

La dose est de 10 à 40 gouttes et au-delà ,
sur du sucre blanc , ou dans une cuillerée
d'eau de mélisse.

N°. 3.

La dose d'huile de térébenthine est de 5 à
10 gouttes et au-delà.

R. Huile de térébenthine, 30 gouttes ; triturez avec 64 grammes (2 *onces*) de mucilage de gomme arabique.

Ether sulfurique, 16 gouttes.

Teinture d'opium , 8 gouttes.

La dose est d'une cuiller à café toutes les trois heures.

N°. 4.

La dose de digitale en substance est d'un quart de décigramme à 1 décigramme ($\frac{1}{4}$ à 2 *grains*).

R. Digitale en poudre, 1 demi-décigramme ($\frac{1}{2}$ *grain*).

Opium purifié, $\frac{1}{8}$ de grain.

Sucre blanc, 5 décigrammes (*10 grains*).

Mêlez et faites un paquet.

Le malade prendra toutes les trois heures un paquet pareil.

N°. 5.

R. Digitale en poudre, 12 décigrammes (*1 scrupule*).

Faites infuser, pendant une heure, dans suffisante quantité d'eau bouillante ; passez et ajoutez à la colature de 256 grammes (*8 onces*).

Eau de menthe poivrée, 64 grammes (2 *onces*).

Vin scillitique , 48 grammes (1 $\frac{1}{2}$ *once*).

Liqueur anodine, 6 grammes (1 $\frac{1}{2}$ *gros*).

Teinture d'opium , 25 gouttes.

Sirop simple, 32 grammes (1 *once*).

La dose est d'une cuillerée toutes les deux heures.

N°. 6.

On prescrit l'extrait d'aconit Napel à la dose d'un demi à 15 décigrammes (*1 à 30 grains*).

R. Extrait de Napel, 1 demi-décigramme (*1 grain*).

Opium purifié, $\frac{1}{8}$ de grain.

Sucre blanc, 5 décigrammes (*10 grains*).

Mêlez et faites un paquet.

On en donne un pareil toutes les trois heures.

N°. 7.

R. Extrait de Napel,⎫ de chaque $\frac{1}{2}$ déci-
Camphre,　　　　　⎬ gramme (1 *grain*).

Opium purifié, $\frac{1}{8}$ de grain.

Extrait de gentiane rouge, suffisante quantité pour faire une pilule.

On en fera douze pareilles ; le malade prendra une pilule toutes les trois heures.

N°. 8.

La dose de camphre est d'un demi à 5 décigrammes (1 à 10 *grains*).

R. Camphre purifié, $\frac{1}{2}$ décigramme (1 *grain*).

Sucre blanc, 5 décigrammes (10 *grains*).

Mêlez et faites un paquet.

On en donne un pareil toutes les demi-
heures ou toutes les heures.

N°. 9.

R. Camphre, 1 ½ décigramme (*3 grains*).
Opium purifié, ¼ de grain.
Sucre blanc, 5 décigrammes (10 *grains*).
Mêlez et faites un paquet ; on en donne
un pareil toutes les heures dans du vin vieux
de Bourgogne, ou dans du vin d'Espagne.

N°. 10.

R. Camphre, 12 décigrammes (*1 scru-*
pule).
Triturez avec 48 grammes (1 ½ *once*)
de mucilage de gomme arabique.
Ajoutez,
Eau de menthe poivrée spiritueuse, 192
grammes (*6 onces*).
Ether sulfurique, 4 grammes (*1 gros*).
Sirop diacode, 32 grammes (*1 once*).
On en administre toutes les demi-heures
ou toutes les heures une cuillerée et au-delà.

N°. 11.

R. Camphre, 10 décigrammes (*20 grains*).
Opium purifié, 3 décigrammes (*6 grains*).
Triturez avec mucilage de gomme arabi-
que, 64 grammes (*2 onces*).
Ajoutez

Eau de cannelle spiritueuse, 256 grammes (*8 onces*).

Ether sulfurique, 4 grammes (*1 gros*).

Sirop d'écorces d'orange , 32 grammes (*1 once*).

La dose est d'une à deux cuillerées toutes les demi-heures ou toutes les heures.

N°. 12.

R. Camphre, 10 décigrammes (*20 grains*).
Opium purifié, 3 décigrammes (*6 grains*).
Triturez avec mucilage de gomme arabique, 64 grammes (*2 onces*).
Ajoutez
Ether sulphurique, 2 grammes ($\frac{1}{2}$ *gros*).
Sirop de menthe, 32 grammes (*1 once*).
La dose est d'une cuiller à café toutes les demi-heures ou toutes les heures.

N°. 13.

R. Camphre purifié, 12 gram. (*3 gros*).
Faites dissoudre dans esprit-de-vin très-rectifié, 96 grammes (*3 onces*).
Ajoutez
Ether sulfurique, 12 grammes (*3 gros*).
Teinture d'opium, 4 grammes (*1 gros*).
En faire des embrocations.

N°. 14.

La dose de musc est d'un à 5 décigrammes (*2 à 10 grains*).

R. Musc choisi, 1 décigramme (*2 grains*).
Sucre blanc, 5 décigrammes (*10 grains*).
Mêlez et faites un paquet ; on en donne un pareil dans du vin d'Espagne toutes les demi-heures ou toutes les heures.

N°. 15.

R. Musc choisi, 4 décigrammes (*8 grains*).
Sucre blanc, 6 décigrammes (*12 grains*).
Mêlez et faites un paquet ; on en donne un pareil dans du vin d'Espagne toutes les heures.

N°. 16.

R. Musc choisi, 1 $\frac{1}{2}$ décigramme (*3 grains*).
Camphre purifié, $\frac{1}{2}$ décigramme (*1 grain*).
Sucre blanc, 5 décigrammes (*10 grains*).
Mêlez et faites un paquet ; on en donne un pareil toutes les heures, en alternant avec quelques gouttes de teinture d'opium.

N°. 17.

R. Eau de cannelle spiritueuse, 256 grammes (*8 onces*).
Musc choisi, 6 décigrammes (*12 grains*).
Ether sulfurique, 4 grammes (*1 gros*).
Teinture d'opium, 20 gouttes.
Sirop de menthe, 32 grammes (*1 once*).
La dose est d'une cuillerée toutes les heures, en alternant avec un à 5 décigrammes (*2 à 10 grains*) de camphre.

N°.

N°. 18.

La dose d'opium en substance est d'un hui-tième de décigramme à un demi-décigramme ($\frac{1}{4}$ à *1 grain*) et au-delà.

La dose de teinture d'opium est d'une à huit gouttes et au-delà.

R. Opium purifié, $\frac{1}{8}$ de décigramme ($\frac{1}{4}$ *de grain*).

Sucre blanc, 4 décigrammes (*8 grains*).

Mêlez et faites un paquet; on en donne un pareil toutes les heures ou toutes les deux heures.

N°. 19.

R. Teinture d'opium, 4 grammes (*1 gros*).

La dose est d'une à cinq gouttes toutes les demi-heures, ou de cinq à huit gouttes tou-tes les heures et demie.

On donne la teinture d'opium dans du vin vieux de Bourgogne, ou dans du vin d'Es-pagne, d'Alicante, de Chypre, ou sur du sucre blanc.

N°. 20.

R. Opium purifié, $\frac{1}{4}$ de décigramme ($\frac{1}{2}$ *grain*).

Camphre, $\frac{1}{2}$ décigramme (*1 grain*).

Sucre blanc, 5 décigrammes (*10 grains*).

Mêlez et faites un paquet; on en donne un pareil toutes les deux heures.

X

N°. 21.

R. Teinture de cannelle spiritueuse, 32 grammes (*1 once*).

——— d'opium, 4 gram. (*1 gros*).

La dose est de dix à quarante gouttes toutes les demi-heures ou toutes les heures.

N°. 22.

R. Eau de fontaine, un litre (*1 pinte*).

Esprit-de-vin très-rectifié , 48 grammes (*1 $\frac{1}{2}$ once*).

Sirop d'écorces d'orange , 64 grammes (*2 onces*).

Boisson excitante dont le malade boira à volonté.

N°. 23.

R. Trois jaunes d'œuf.

Faites dissoudre dans

Eau tiède, 256 grammes (*8 onces*).

Ajoutez

Rhum ou eau-de-vie de Cognac, 64 grammes (*2 onces*).

Sucre blanc, 48 grammes (*1 $\frac{1}{2}$ once*).

Boisson excitante, dont le malade boit à volonté.

N°. 24.

R. Clous de girofle en poudre, 2 grammes (*$\frac{1}{2}$ gros*).

Cannelle fine, 4 grammes (*1 gros*).

Macis, 12 décigrammes (*1 scrupule*).

Ecorces jaunes de citron, 6 gram.(*1 ½ gros*).

Faites infuser pendant une demi-heure dans suffisante quantité de bon vin de Bourgogne, ou de Bordeaux, ou d'Espagne ; passez et ajoutez à la colature d'un litre(*1 pinte*).

Deux jaunes d'œuf.

Sucre blanc, 96 grammes (*3 onces*).

Une croûte de pain rôtie.

Boisson excitante, dont on donne toutes les demi-heures une à deux cuillerées.

N°. 25.

R. Croûte de pain, 96 grammes (*3 onces*).

Faites bouillir pendant un quart d'heure dans suffisante quantité d'eau ; sur la fin de la décoction ajoutez

Ecorces jaunes de citron, 6 gram.(*1 ½ gros*).

Cannelle fine, 4 grammes (*1 gros*).

Passez et ajoutez à la colature d'un litre (*1 pinte*).

Sucre blanc, 48 grammes (*1 ½ once*).

Vin vieux de Bourgogne ou de Bordeaux, 256 grammes (*8 onces*).

Boisson excitante.

Il est bon d'observer que toutes ces boissons doivent être données tièdes.

V.

Formulaire des stimulans négatifs
(Affaiblissans).

N°. 1.

R. Eau de fleurs de sureau, 320 grammes
(*10 onces*).
Acétate d'ammoniaque, 96 gram. (3 *onc.*).
Nitre purifié, 4 décigrammes (*8 grains*).
Oxymel simple, 48 grammes (*1 ½ once*).
La dose est de trois cuillerées toutes les
deux heures.

N°. 2.

R. Sel ammoniac (*Muriate d'ammonia-
que*), 6 grammes (*1 ½ gros*).
Faites dissoudre dans eau de fontaine, 256
grammes (*8 onces*).
Ajoutez
Sirop de framboises, 48 gram. (*1 ½ once*).
On en donne toutes les deux heures deux
cuillerées.

N°. 3.

La dose de crême de tartre est de 5 à 10, à
15 décigrammes (*10 à 20, à 30 grains*).
R. Crême de tartre (*Tartrite acidule de
potasse*), 6 décigrammes (*12 grains*).
Nitre purifié, 1 décigramme (*2 grains*).
Sucre blanc, 4 décigrammes (*8 grains*).

Mêlez et faites un paquet ; on en donne un pareil toutes les deux heures.

N°. 4.

La dose de nitre en substance est de cinq à dix décigrammes (*10 à 20 grains*).

R. Nitre purifié (*Nitrate de potasse* (, 5 décigrammes (*10 grains*).

Crême de tartre, 3 décigrammes (*6 grains*).

Sucre blanc, 6 décigrammes (*12 grains*).

Mêlez et faites un paquet.

On en donnera un pareil toutes les deux heures.

N°. 5.

R. Nitre purifié, 8 grammes (*2 gros*).

Faites dissoudre dans eau de fontaine, 256 grammes (*8 onces*).

Ajoutez

Mucilage de gomme arabique, 16 grammes ($\frac{1}{2}$ *once*).

Oxymel simple, 64 grammes (*2 onces*).

La dose est de deux cuillerées toutes les deux heures.

N°. 6.

R. Décoction d'orge, 384 gram. (*12 onc.*).

Nitre purifié, 8 grammes (*2 gros*).

Crême de tartre, 12 grammes (*3 gros*).

Oxymel simple, 64 grammes (*2 onces*).

On en donne toutes les deux heures trois cuillerées et au-delà.

N°. 7.

R. Décoction d'orge, 320 grammes (*10 onces*).

Manne choisie, 80 grammes (2 $\frac{1}{4}$ *onces*).

Sel de Glauber, 16 grammes ($\frac{1}{2}$ *once*).

Oxymel simple, 64 grammes (2 *onces*).

La dose est de deux cuillerées toutes les deux heures.

N°. 8.

Potion émétique ordinaire.

R. Tartre émétique (*Tartrite de potasse antimonié*), 1 $\frac{1}{2}$ décigram. (*3 grains*).

Faites dissoudre dans 128 grammes (*4 onces*) d'eau distillée.

On divise en trois parties égales, qu'on prend de quart d'heure en quart d'heure.

N°. 9.

Potion émétique.

R. Tartrite de potasse antimonié, $\frac{1}{2}$ décigramme (*1 grain*).

Amidon, 10 décigrammes (*20 grains*).

Faites dissoudre dans 192 grammes (*6 onces*) d'eau distillée.

On divise en deux parties égales, qu'on prend de quart d'heure en quart d'heure.

Nᵒ. 10.

Potion émétique pour les enfans.

R. Tartrite de potasse antimonié, $\frac{1}{2}$ décigramme (*1 grain*).
Eau distillée, 128 grammes, (*4 onces*).
Sirop de menthe, 16 grammes ($\frac{1}{2}$ *once*).
On en fait prendre aux enfans, jusqu'à ce qu'on soit parvenu à provoquer le vomissement.

N°. 11.

Potion purgative ordinaire.

R. Feuilles de séné mondées, 12 grammes (*3 gros*).
Manne choisie, 32 grammes (*1 once*).
Crême de tartre,
Semences de coriandre en poudre, } de chaque 2 gram. ($\frac{1}{2}$ *gros*).
Faites infuser pendant une heure dans 128 grammes (*4 onces*) d'eau de fontaine, passez, pour une prise.

N°. 12.

Potions purgatives.

R. Manne en sorte, 64 grammes (*2 onces*).
Sulfate de soude (*Sel de Glauber*,
Follicules de séné, } de chaque 8 grammes (*2 gros*).

Faites infuser le séné dans une tasse d'eau
tiède, ajoutez la manne et le sel; faites dissoudre et passez : pour une dose.

N°. 13.

Manne en sorte, 80 grammes (2½ *onces*).
Sel de Glauber, 12 grammes (*3 gros*).
Faites dissoudre dans 128 grammes (*4 onces*) d'eau bouillante; passez et ajoutez vinaigre distillé, 4 grammes (*1 gros*): pour
une prise.

N°. 14.

R. Sel de Glauber (*Sulfate de soude*), 64
grammes (2 *onces*).
Manne choisie, 16 grammes (½ *once*).
Faites dissoudre dans 320 grammes (*10 onces*) d'eau bouillante; passez et ajoutez
Oxymel simple, 32 grammes (*1 once*).
La dose est de quatre cuillerées toutes les
deux heures, jusqu'à ce qu'on soit parvenu à
provoquer plusieurs selles.

N°. 15.

R. Sel amer (*Sulfate de magnésie*), 64
grammes (2 *onces*).
Manne choisie, 16 grammes (½ *once*).
Faites dissoudre dans 320 gram. (*10 onces*)
d'eau bouillante; passez et ajoutez
Oxymel simple, 32 grammes (*1 once*).

On en donne toutes les deux heures quatre cuillerées.

N°. 16.

R. Sel de Glauber, un gramme (*18 grains*).
Crême de tartre, 16 décigram. (*12 grains*).
Sucre blanc, 5 décigrammes (*10 grains*).
Mêlez et faites un paquet ; on en donne un
pareil toutes les deux heures.

N°. 17.

R. Sel amer, un gramme, (*18 grains*).
Crême de tartre ,   } de chaque 5 déci-
Sucre blanc,   } gram. (*10 grains*).
Mêlez et faites un paquet ; on en donne un
pareil toutes les deux heures, jusqu'à ce qu'on
ait obtenu le nombre de selles désirées.

N°. 18.

Potion purgative pour les enfans.

R. Manne choisie, 32 grammes (*1 once*).
Faites dissoudre dans 64 gram. (2 *onces*)
d'eau tiède ; passez et ajoutez
Sucre blanc, 12 grammes (*3 gros*).
Vinaigre, 12 gouttes : pour une prise.

N°. 19.

R. Sublimé corrosif (*Muriate suroxigéné
de mercure*), 2 décigram. (*4 grains*).
Faites dissoudre dans 96 grammes (*3 onces*)
d'eau de cannelle spiritueuse ; ajoutez

Teinture d'opium, 40 gouttes.

On en administre 40 à 80 gouttes, deux ou trois fois par jour dans une tasse de lait tiède.

N°. 20.

La dose de mercure doux est d'un quart de grain à trois grains.

R. Mercure doux (*Muriate mercuriel doux*), $\frac{1}{4}$ de décigramme ($\frac{1}{2}$ *grain*).

Opium purifié, $\frac{1}{16}$ de décigram. ($\frac{1}{8}$ *de grain*).

Camphre, $\frac{1}{2}$ décigramme (*1 grain*).

Extrait de gentiane , suffisante quantité pour faire une pilule.

On en fera 20 pareilles. On administre au malade matin et soir une pilule.

N°. 21.

R. Mercure doux,   } de chaque $\frac{1}{2}$ déci-
Aloës,   } gramme ($\frac{1}{4}$ *grain*).

Extrait de gentiane rouge, suffisante quantité pour faire une pilule.

On en donne une à deux le soir au malade avant de se coucher.

Ces pilules sont excellentes pour entretenir la liberté du ventre dans l'hystérie, l'hypocondrie, l'hydropisie, &c.

N°. 22.

Boissons affaiblissantes.

R. Orge mondé, 64 grammes (*2 onces*).

Faites bouillir jusqu'à ce qu'il soit crevé dans une suffisante quantité d'eau ; passez et ajoutez à la colature d'un kilogram. (2 *livres*).

Nitrate de potasse (*Nitre purifié*), 6 gram. ($1\frac{1}{2}$ *gros*).

Oxymel simple, 64 grammes (2 *onces*).

On en prend une tasse toutes les heures.

Nº. 23.

R. Eau de fontaine, un litre (*1 pinte*).

Oxymel simple, 64 grammes (2 *onces*).

Le malade en boit à sa volonté.

Nº. 24.

R. Acide citrique, 2 grammes ($\frac{1}{2}$ *gros*).

Sucre blanc, 64 grammes (2 *onces*).

Eau commune, 1 kilogramme (2 *livres*).

Le malade en boira à volonté.

Nº. 25.

Fomentations froides.

R. Nitre purifié, 10 grammes ($2\frac{1}{2}$ *gros*).

Faites dissoudre dans $1\frac{1}{2}$ kilogramme (3 *livres*) d'eau de fontaine ; ajoutez

Vinaigre, 32 grammes (*1 once*).

En faire des fomentations.

Nº. 26.

Lavement purgatif.

R. Eau de son, 256 grammes (*8 onces*).

Sel de cuisine, 12 grammes (*3 gros*).
Huile de lin, deux cuillerées.

N°. 27.

R. Eau de son, 256 grammes (*8 onces*).
Sel de Glauber, 10 grammes (2 $\frac{1}{2}$ *gros*).
Miel commun, 96 grammes (*3 onces*).

N°. 28.

R. Séné, 10 grammes (2 $\frac{1}{2}$ *gros*).
Faites bouillir dans suffisante quantité d'eau
pendant un quart d'heure ; passez et dissol-
vez dans la colature de 256 gram. (*8 onces*).
Sel amer, 12 grammes (*3 gros*).
Huile de lin, trois cuillerées.

Les formules susdites sont uniquement
destinées à servir de règle aux jeunes médecins et chirurgiens Browniens. Il est inutile d'observer que le degré de la maladie,
la forme de mal-aise, la constitution individuelle, l'idyosincrasie, l'âge, le sexe du
malade, &c. &c., exigent différentes muta-
tions dans la composition de ces formules.

FIN.

TABLE

DES MATIÈRES.

A.

Aconit, *page* 168

Acétate d'ammoniaque. (*Esprit de Min-*
dérérus), 201

Assa fœtida, 124

C.

Camphre, 169

Crême de tartre. (*Tartrite acidule de*
potasse), 203

D.

Digitale, 167

E.

Eau de cannelle simple, 142

   de cannelle spiritueuse, 143

   de fenouil, 86

   de mélisse, 87

   de menthe poivrée simple, 138

   de menthe poivrée spiritueuse, 139

   phagédénique, 273

Eau-de-vie, 159

Ecorce d'angusture, 121

   de cannelle, 140

   de châtaignier, 120

   de chêne, *ibid.*

   d'orange, 93

   de saule, 119

Emplâtre de gomme ammoniaque, *page* 128
    de savon camphré, 175
Emétiques, 204
Epispastiques, 276
Esprit de vin camphré, 175
Ether vitriolique. (*Ether sulfurique*), 162

F.

Fleurs d'arnica, 147
    de camomille, 133
Formulaire des stimulans diffusibles, 315
    négatifs (*affai-blissans*), 324
    permanens, 294

G.

Gomme ammoniaque, 127

H.

Huile de térébenthine, 164
Huiles volatiles, 166

L.

Limaille de fer, 100
Liniment de savon camphré, 175
Liqueur anodine de Hoffmann. (*Acide sulfurique alcoolisé*), 161

M.

Manne, 249
Mélisse, 87
Menthe poivrée, 136
Mercure, 252
Mercure doux. (*Muriate mercuriel doux*), 275

Mousse de Corse, *page* 99
Musc, 177
Myrrhe, 129

N.

Nitre. (*Nitrate de potasse*), 203

O.

Onguent camphré, 176
     mercuriel. (*Oxide gris de mer-cure*), 264
Opium, 180
Oxymel simple, 200

P.

Petite centaurée, 87
Purgatifs, 204 et 244

Q.

Quinquina ordinaire, 102
    orangé, 118
    rouge, 119

R.

Racine d'angélique, 130
    de benoite, 94
    de roseau aromatique, 131
    de scille, 88
    de valériane, 132
    de serpentaire de Virginie, 145

S.

Sel amer. (*Sulfate de magnésie*), 251
    ammoniac. (*Muriate d'ammonia-que*), 202
    de Glauber. (*Sulfate de soude*), 250

Semences de fenouil , *page* 86

Sementine , 95

Séné , 248

Sublimé corrosif. (*Muriate suroxigéné de mercure*), 270

Sirop diacode , 196

T.

Tartre émétique. (*Tartrite de potasse antimonié*), 237

Teinture amère , 149

  de cannelle spiritueuse , 144

  de gaïac spiritueuse , 151

  d'opium d'Eckard , 195

  thébaïque , *ibid.*

V.

Vin , 152

 chalybié , 101

 scillitique , 91